たって…

JN115612

　視野検査は，眼科診療において欠かすことのできない重要な自覚検査である．多くの疾患が特徴的な視野異常を呈し，その診断，経過観察において視野検査は重要な役割を担っている．今回は「どう診る？視野異常」というテーマで，各分野に精通されている10名の先生方に執筆をいただいた．

　まず視野測定の基礎知識として「視野測定とストラテジー」と題して，近畿大学の野本裕貴先生に近年注目されている新しい時間短縮アルゴリズムを含めさまざまな閾値測定ストラテジーについて解説していただいた．東京慈恵会医科大学の奥出祥代先生には，「スクリーニング検査」と題して，スクリーニングという立場から，短時間で効率良く視野異常を検出するためのさまざまな最近の動向を解説いただいた．さらに，聖隷浜松病院の朝岡 亮先生には「視野の進行評価」と題して視野進行評価の理解に欠かせない基本的なイベント解析，トレンド解析の考え方，最新のベイズ法を応用したより精度の高い視野予測方法について解説いただいた．一方，視野検査で異常が検出されても，多くの症例では自分の視野異常を自覚していないことが多い．近畿大学の江浦真理子先生には「視野異常の自己チェック」と題し，視野異常が自覚されないメカニズム，視野異常を自覚させるための代表的なツールについて解説いただいた．

　次に疾患別各論として，視野検査が行われる機会が最も多い緑内障について「緑内障と視野」と題し，金沢大学の宇田川さち子先生に緑内障性視野障害の基本的な考え方，黄斑部を含めた構造的所見との対応，最近注目されている前視野緑内障の考え方等，豊富な症例をまじえて解説いただいた．視野検査がその診断に重要な役割を果たす神経眼科疾患について「神経眼科疾患と視野」と題して神戸大学の坂本麻里先生に視路疾患と視野障害の基本的な考え方について系統的にわかりやすく解説いただいた．網膜疾患もその病態によりさまざまな視野障害を伴う．特に全視野をとらえる必要性からGoldmann視野計による動的視野測定が今でも非常に有用である．近畿大学の國吉一樹先生には「網膜疾患と視野」と題して多数の網膜疾患の症例とその代表的な視野障害パターンを解説いただいた．一方，日常診療において器質的な異常を認めないのに視野に特有な障害を呈する症例に遭遇することがある．近畿大学の杉野日彦先生には「心因性視野障害，詐病と視野」と題してその代表的な視野障害のパターン，測定上の矛盾点，臨床的評価方法について解説いただいた．

　視野検査のもう1つの大きな役割は人のquality of life（QOL）を評価する物差しであることである．すずむら眼科の鈴村弘隆先生には「視野とQOL」と題しQOL評価の観点からの視野検査の役割を具体的な検査方法を含め詳細に解説いただいた．そして最後に「視覚障害と視野」と題して近畿大学の萱澤朋泰先生に2018年に改正された我が国における身体障害者認定基準，2022年に改正された障害年金基準について解説をいただいた．

　本企画は視野に関する基礎から臨床にかけた非常に幅広い内容を網羅している．読者の皆様の視野に関する知識のupdateに少しでもお役に立てば幸いである．

2022年3月

松本長太

KEY WORDS INDEX

WRITERS FILE

朝岡　亮
（あさおか　りょう）

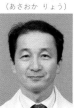

1996年	東京医科大学卒業 同大学眼科
2002年	浜松医科大学眼科
2006年	日本学術振興会特定国派遣研究員（Moorfields Eye Hospital（英国））
2008年	Moorfields Eye Hospital および City University London（英国）
2012年	東京大学眼科
2020年	聖隷浜松病院眼科，主任医長 聖隷クリストファー大学，臨床准教授
2021年	静岡大学電子工学研究所ナノビジョン研究部門，特任准教授 光産業創成大学院大学光産業創成研究科，客員准教授

奥出　祥代
（おくで　さちよ）

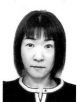

1995年	日本大学文理学部心理学科卒業
1998年	国立小児病院付属視能訓練学院卒業 東京慈恵会医科大学附属病院眼科

杉野　日彦
（すぎの　あきひこ）

2017年	福井大学卒業 近畿大学医学部附属病院（現，近畿大学病院），初期研修医
2019年	近畿大学病院眼科入局，専攻医

宇田川さち子
（うだがわ　さちこ）

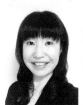

2006年	神戸総合医療介護福祉専門学校視能訓練士科卒業 獨協医科大学越谷病院眼科
2007年	金沢大学附属病院眼科
2009年	獨協医科大学越谷病院眼科
2011年	金沢大学附属病院眼科
2014年	同大学大学院医薬保健学総合研究科医科学専攻視覚科学，修士課程修了
2018年	同科脳医科学専攻視覚科学，医学博士課程修了

萱澤　朋泰
（かやざわ　ともやす）

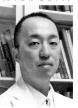

2007年	愛知医科大学卒業 近畿大学医学部奈良病院，初期臨床研修医
2009年	同大学医学部附属病院眼科，助教
2014年	同大学大学院医学研究科，博士課程修了 同大学医学部奈良病院眼科，助教
2016年	同大学医学部附属病院眼科，助教

鈴村　弘隆
（すずむら　ひろたか）

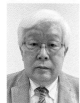

1979年	東京医科大学卒業 同大学眼科入局
1984～85年	オランダアムステルダム大学留学
1991年	東京医科大学眼科，講師
1996年	日本通運東京病院眼科，部長
1998年	都立大塚病院眼科，医長 東京医科大学，派遣助教授
2005年	中野総合病院眼科，部長
2013年	すずむら眼科

江浦真理子
（えうら　まりこ）

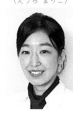

2007年	関西医科大学卒業 ベルランド総合病院，初期臨床研修
2009年	近畿大学病院眼科入局，助教
2014年	同大学大学院医学研究科，博士課程修了 PL病院眼科
2016年	近畿大学病院眼科，助教
2019年	同，非常勤医師

國吉　一樹
（くによし　かずき）

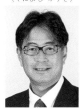

1988年	大阪市立大学卒業
1991年	近畿大学眼科学教室，助手
1996年	ハーバード大学スケペンス眼研究所，postdoctoral fellow
1998年	近畿大学眼科学教室，助手
2000年	同，医学部講師
2010年	同，講師
2020年	同，准教授

野本　裕貴
（のもと　ひろき）

2003年	近畿大学卒業 同大学眼科学教室，研修医
2008年	大阪府済生会富田林病院眼科，副医長
2010年	近畿大学眼科学教室，助教
2012年	Moorfields Eye Hospital, Honorary research fellow
2014年	近畿大学眼科学教室，医学部講師
2020年	同，講師

坂本　麻里
（さかもと　まり）

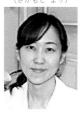

2003年	神戸大学卒業 同大学医学部附属病院
2004年	兵庫県立柏原病院
2005年	神戸大学医学部附属病院
2010年	神戸大学医学部附属病院
2018年	同大学大学院医学研究科外科系講座眼科学分野，助教
2019年	同科博士課程修了

松本　長太
（まつもと　ちょうた）

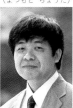

1983年	近畿大学卒業
1989年	同大学大学院医学研究科修了 多根記念眼科病院
1990年	近畿大学眼科，講師
1998年	The Johns Hopkins Hospital, The Wilmer Eye Institute，客員講師
1999年	近畿大学眼科，助教授
2007年	同，准教授
2008年	同，教授

どう診る？ 視野異常

編集企画／近畿大学教授　松本長太

Monthly Book

OCULISTA

編集主幹／村上 晶　高橋 浩　堀 裕一

CONTENTS

「OCULISTA」とはイタリア語で眼科医を意味します．

Monthly Book

OCULISTA
オクリスタ

2022.3月増大号

No.

108

「超」入門 眼瞼手術アトラス
—術前診察から術後管理まで—

眼瞼手術は**この一冊から！**豊富な図写真とともに、眼瞼手術のエキスパートが**初学者に分かりやすく解説**した**眼瞼手術手技**特集！

編集企画　嘉鳥信忠 聖隷浜松病院眼形成眼窩外科顧問／大浜第一病院眼形成眼窩外科
　　　　　　今川幸宏 大阪回生病院眼形成手術センター部長

2022年3月発行　B5判　150頁　定価5,500円（本体5,000円＋税）

目次

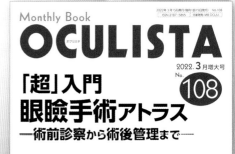

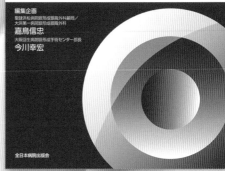

全日本病院出版会　〒113-0033 東京都文京区本郷 3-16-4　Tel:03-5689-5989
www.zenniti.com　　　　　　　　　　　　　　　　　Fax:03-5689-8030

MB OCULI. No. 110：1−6, 2022

特集／どう診る？ 視野異常

視野測定とストラテジー

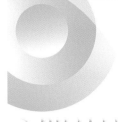

OCULISTA

野本裕貴*

Key Words： 自動静的視野計（standard automated perimetry：SAP），平均偏差（mean deviation：MD），ハンフリー視野計（Humphrey field analyzer：HFA），心理測定関数（psychometric function），ambient interactive ZEST：AIZE，smart strategy

Abstract： 自動静的視野検査では決められた測定点における感度（閾値）測定を行うことにより視機能を評価することになる．視野検査は異なる明るさの視標を呈示し，被験者の応答反応を評価するシンプルなものだが，呈示する視標の明るさをどのように決めるかが重要となる．閾値測定を行うにあたり，各種視野計にはそれぞれ独自の閾値測定プログラム（ストラテジー）がある．検査中に呈示される視標の明るさは測定プログラムにより決められ検査が進められていく．検査結果と検査の所要時間は測定プログラムに大きく依存し，プログラムが異なると実測値，トータル・パターン偏差プロット，mean deviation 等の結果が異なってくる．本稿では自動静的視野検査における閾値の概念，また測定プログラムによる閾値測定方法，近年開発された新しい測定プログラムについて解説する．

視野検査とは

　外界からの光刺激が最初に到達する視細胞から後頭葉第一次視中枢に至る視路に障害が生じると視野異常として症状を呈することがある．特に緑内障や網膜疾患，神経眼科等の眼疾患，また頭蓋内疾患のなかには診断や経過観察において視野障害の程度評価が治療方針を決定する際に重要な役割を果たすことが多くある．視野は視覚の感度分布を表現しているものである．視覚感度は良く知られているように網膜の視細胞密度が高い領域において高くなる．図1は網膜神経節細胞の網膜部位における密度のモデル図である[1]．この図からも黄斑部では他の部位より網膜神経節細胞の密度が高くなっており視覚感度も最も高くなり，周辺

部位になると神経節細胞密度も低くなり視感度は下がっていくことがわかると思う．実際に視野を視覚感度の高さで表すと水面に浮かぶ島のように例えられる．つまり視野検査はこの島の高さを定量化することで正常からの逸脱度を評価する検査である．

視野検査方法

　眼科臨床現場で行われている視野検査方法として，Goldmann 視野計（図2）を代表とする動的視野検査と，自動視野計（図3）を用いた静的視野検査方法がある．動的視野検査は面積，輝度を一定に保った視標を周辺から中心に動かし，視感度の高さを測定しその分布を評価する（図4）．静的視野検査では定められた測定点における視感度の高さを測定し全体の視野評価を行う（図5）．

　視野検査で測定される視感度（閾値）は被験者が

* Hiroki NOMOTO，〒589−8511　大阪狭山市大野東377−2　近畿大学医学部眼科学教室，講師

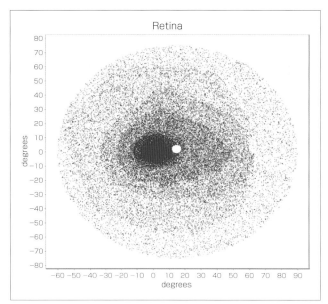

図 1. 網膜神経節細胞密度モデル（左眼）
中央部の白丸は視神経乳頭部位．耳側の黄斑領域に神経
細胞節が密集しており偏心度が大きくなるに伴い細胞密
度が疎になっている．

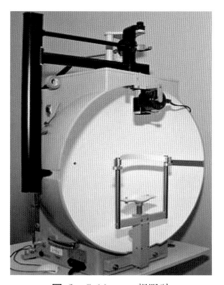

図 2. Goldmann 視野計

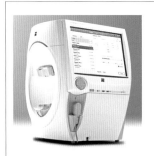

HFAIII

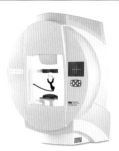

Octopus900

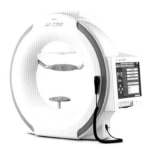

AP-7700

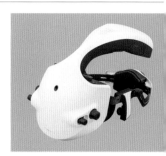

imo

(HFA: Humphrey Visual Field Analyzer)

図 3. 各種自動静的視野計

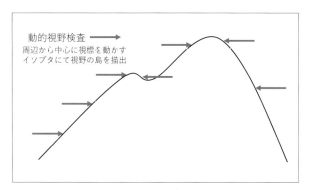

動的視野検査
周辺から中心に視標を動かす
イソプタにて視野の島を描出

図 4. 動的視野検査方法

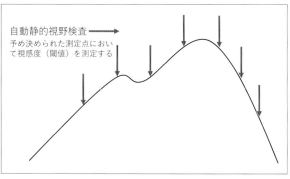

自動静的視野検査
予め決められた測定点におい
て視感度（閾値）を測定する

図 5. 静的視野検査方法

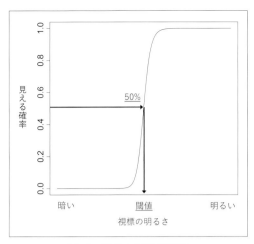

図 6. 視覚心理測定関数
50%の確率で見えた明るさが閾値となる.

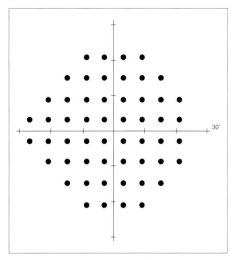

図 7. 24-2 測定点配置

表 1. 各自動静的視野計における検査条件

| | Octopus | | HFA | コーワ | imo |
	600 シリーズ	900 シリーズ	900 シリーズ	AP-7700	imo
背景輝度	31.4 asb	4 asb	31.5 asb	31.5 asb	31.5 asb
最高視標輝度	4,800 asb	1,000 asb	10,000 asb	10,000 asb	10,000 asb
視標サイズ	Ⅲ	Ⅰ〜Ⅴ	Ⅰ〜Ⅴ	Ⅲ, Ⅴ	Ⅰ〜Ⅴ
視標呈示時間	100 msec	100 msec	200 msec	200 msec	200 msec
測定プログラム	TOP Dynamic Normal	TOP Dynamic Normal	SITA-Fast SITA Full threshold	Super quick Quick1, Quick2 All threshold	AIZE-Rapid AIZE 4-2 dB bracketing

必ず見える刺激の強さの値ではなく,50%の確率で見える刺激を閾値としている(図6).そのため,視野検査の結果は正常者でも常に定まった値ではなく一定の変動幅を持った数値となっており,また緑内障等の疾患を有する場合は検査結果の変動幅が大きくなることが知られている.

これより現在視野検査の主流となっている自動視野計による静的視野検査の検査方法について中心に解説したい.

1. 自動静的視野検査

自動視野計での検査結果を評価する際,測定条件の違いにより測定結果の数値が異なってくるため,各検査機器での測定条件の違いを理解しておくことが大切である.検査の基本原理は一定の背景輝度上に刺激視標サイズⅢ(視角 0.43°)の異なる明るさの視標を提示しながら各測定点での閾値測定を行うことは共通しているが,測定条件は機器により若干異なっている.測定条件の主なものとして,背景輝度,最高視標輝度,視標サイズ,視標呈示時間,測定プログラムがある(表1).自動静的視野検査では測定プログラムにより検査所要時間および測定結果も異なってくる.そのため検査を行うに際し,各測定プログラムの特徴を知っておくことが大切となる.

2. 閾値測定と検査時間

自動静的視野検査は中心視野の視角 30° 内(24-2 測定パターン(図7)等)の定められた測定点における視感度の閾値測定を行う.図6の心理測定関数は閾値測定法の1つである恒常法を用いて求められたものである.恒常法はさまざまな強さ(明るさ)の視標をランダムに何度も繰り返し呈示し,その応答反応をもとに閾値を測定する方法となっている.図7の測定点すべてをこの方法で測定を行うと莫大な時間を要することになり,日常臨床

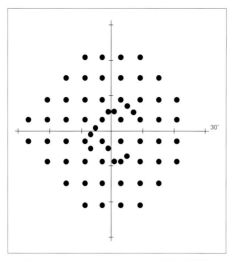

図 8. SITA-Faster 24-2C 測定点配置

の検査としては許容できないものとなってしまう．そのため，視野検査で必要とされるのは短い検査時間で可能な限り精密で正確な閾値測定が行える方法となる．自動静的視野計では各機器それぞれに個別の測定プログラムが内蔵されている（表1）．

Octopus 視野計の Normal，ハンフリー視野計（HFA）の Full threshold，コーワ AP-7700 の All threshold，imo の 4-2 dB bracketing はほぼ同じ測定方法である．ここでは測定原理の詳細は割愛するが，最初は検査視標の明るさを 4 dB 間隔で検査を行い，閾値周辺に近づくと 2 dB 間隔に変化させ閾値を決定する[2]．この方法は詳細な閾値測定が行えるが検査時間が長いことが欠点となる（緑内障初期〜中期症例で片眼検査約 10〜15 分程度要する）．長い時間の検査は被験者（患者）に検査中の集中力低下や疲労等を生じさせ，検査結果は信頼性の乏しいもの（変動の多い結果）になってしまう可能性があることに加え，前述の通り臨床現場のニーズとして短時間で検査が行える測定プログラムが必要とされていた．

検査時間は検査中の検査視標の呈示回数に依存する．つまり，少ない視標呈示回数で閾値測定が行えることが理想となる．このような目的で開発されたプログラムが HFA の SITA-Standard[3] とその短縮プログラムである SITA-Fast[4] となって

おり，Octopus 視野計では Dynamic[5] とそれよりもさらに短時間で検査が行える TOP（Tendency oriented perimetry）[6] である．多くの研究でこれらのプログラムは Normal，Full threshold と比べ，50％以上検査時間を短縮することができると報告されている．

3．新しい測定プログラム

近年，より短時間で視野検査を行う測定プログラムが登場した．HFA では従来の測定方法に準じたうえでいくつかの測定行程を減らす，あるいはなくすことにより，SITA-Standard よりも 50％，SITA-Fast よりも 30％検査時間が短くなった SITA-Faster での検査が行えるようになった[7]．SITA-Faster のもう 1 つの大きな特徴は，検査を行う際に早期緑内障における視野変化の検出力を高める目的で測定点の配置も工夫された SITA-Faster 24-2C（図 8）で検査を行うことで，視野異常を検出しやすくなっていることである．

コーワ視野計 AP-7700 に搭載された smart strategy は，多くの緑内障眼における視野検査結果データをもとに統計学的手法にて作成した視野予測モデルを用いている[8]．特徴としてプライマリーポイントと呼ばれる 4 点の閾値検査を行った後，この予測モデルを使用し効率的に呈示する視標の明るさを決定することで高い精度を維持したまま短い検査時間で検査が行えるプログラムとなっている．Smart strategy はこのプログラム以外にも AP-7700 に搭載されている検査時間短縮プログラムである Quick 1 と smart strategy を組み合わせた smart strategy α，より短い時間で行うスクリーニング検査を目的とした smart strategy α＋がある．

Ambient interactive ZEST（AIZE）は imo での視野検査時に選択できる測定プログラムである．ZEST（zippy estimation by sequential testing）[9] と呼ばれる最尤法を用いた閾値測定方法である．AIZE は ZEST の閾値測定方法に加え測定点の近隣の測定点の測定情報を加味し閾値を探索することで 4-2 dB bracketing よりも短時間での検査が

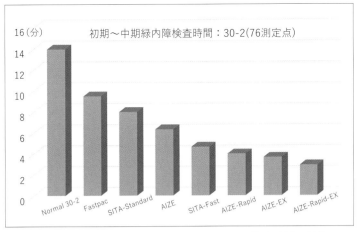

図 9. 初期～中期緑内障症例における AIZE 検査時間の比較

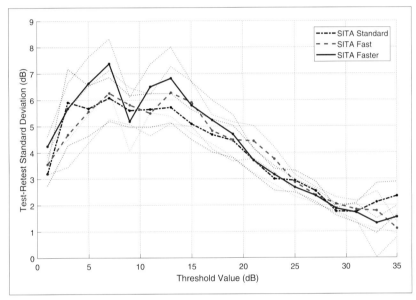

図 10. 測定プログラムと検査結果変動
測定閾値（横軸）が下がってくると変動幅（縦軸）が大きくなる．SITA-
Stnadard，SITA-Fast，SITA-Faster いずれも同様な傾向となっている．

（文献 7 より引用）

行えるようになっている．その短縮版の AIZE-rapid は AIZE に比べ約 30～40％の検査時間短縮が行える．また AIZE には経過診察用の測定プログラムとして，前回検査時の検査結果を参照することで初期症例では 10～20％，中期および後期症例では 20～50％の検査時間短縮が行える測定プログラム AIZE-EX[10]がある（図 9）．

4．検査結果の変動と現仕の限界

自覚検査である視野検査では正常眼であっても検査の度にある範囲の幅で検査結果が異なる（結果に変動がある）．その変動幅は視野障害を有する緑内障眼においては正常眼に比べ大きくなる．測定閾値が 15～19 dB 以下になると検査結果の変動が大きくなるため，検査結果の評価（進行評価）が難しくなる[11]．この傾向は測定プログラムが異なっても同様な傾向となっている（図 10）．視野障害が生じた部位における検査結果の変動については，現状として測定プログラムによって改善させることができないとわかっている．新しく開発された測定プログラムにより短時間で従来のプログ

ラムと同等の視野検査結果が得られるようになっており，患者および検査員の負担軽減に寄与していると思われる．しかし，多くの改良の余地が残っており今後のさらなる研究が期待される．

文　献

1) Carreras FJ, Medina J, Ruiz-Losano M, et al：Visual Tissue Engineering and Optic Pathways：Plotting the Course of the Axons in the Retinal Nerve Fiber Layer. Invest Ophthalmol Vis Sci, **55**：3107-3119, 2014.

2) Babie H, Fankhauser F, Spahr J：Static perimetry：strategies. Acta Ophthalmol(Copenh), **54**：325-338, 1976.

3) Bengtsson B, Olsson J, Heijl A, et al：A new generation of algorithms for computerized perimetry, SITA. Acta Ophthalmol Scand, **75**：368-375, 1997.

4) Bengtsson B, Heijl A：Fast, a new rapid perimetric threshold test. Description of methods and evaluation in patients with manifest and suspect glaucoma. Acta Ophthalmol Scand, **76**：431-437, 1998.

5) Weber J：A new strategy for automated static perimetry. Fortschr Ophthalmol, **87**：37-40, 1990.

6) de la Rosa MG, Marlinez A, Sanchez M, et al：Accuracy of the tendency oriented perimetry (TOP)in the Octopus 1-2-3perimetry(Wall M, editor), Perimetry update 1996/1997, Kugler and Ghndini, Amsterdam, 1998.

7) Heijl A, Patella VM, Chong LX, et al：A new SITA perimetric threshold testing algorithm：construction and a multi-center clinical study. Am J Ophthalmol, **198**：154-165, 2019.
   Summary　SITA-Faster 紹介の文献.

8) Murata H, Araie M, Asaoka R：A new approach to measure visual field progression in glaucoma patients using variational Bayes linear regression. Invest Ophthalmol Vis Sci, **55**：8386-8392, 2014.

9) King-Smith PE, Grigsby SS, Vingrys AJ, et al：Efficient and unbiased modifications of the QUEST threshold method：theory, simulations, experimental evaluation and practical implementation. Vision Res, **34**：885-912, 1994.

10) 野本裕貴，松本長太，吉川啓司ほか：新たな視野測定プログラム AIZE-EX．第 123 回日本眼科学会総会，2019.

11) Gardiner SK, Swanson WH, Goren D, et al：Assessment of the reliability of standard automated perimetry in regions of glaucomatous damage. Ophthalmology, **127**：1359-1369, 2014.
   Summary　視野感度が低下した測定点では検査結果の変動が大きくなることを示した文献.

MB OCULI. No. 110 : 7 – 19, 2022

特集／どう診る？ 視野異常

スクリーニング検査

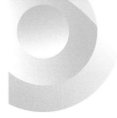

奥出祥代[*1]　中野　匡[*2]

Key Words : ハンフリー視野計（Humphrey field analyzer：HFA），SITA Faster，スクリーニングテスト（screening test），frequency doubling technology：FDT，ヘッドマウント型視野計 imo®（head-mounted perimeter imo®）

Abstract：外来診療で視野検査をスクリーニングとして行う場合には短時間，簡便で検査精度が高いことが重要である．本稿では現在最も汎用されている Humphrey 視野計の各プログラムを中心にそれぞれのスクリーニングとしての活用について述べる．緑内障スクリーニングとしては，新しく登場した時間短縮の中心閾値テストである 24-2 SITA Faster や，さらに 10°内を効率良く測定できる 24-2C パターンも有用である．視野全体または周辺視野の把握には，スクリーニングテストや周辺閾値テストの 60-4 も活用できる．スクリーニングテストの 1 つであるエスターマンテストは，近年視覚障害認定の評価項目に加わった．
　人間ドック等のマススクリーニングでは緑内障早期発見に重きが置かれ，小型で移動可能，簡便な操作性と短時間での検査等の特徴を持つ FDT が多くの施設で導入されている．近年登場したヘッドマウント型視野計 imo® は両眼開放で検査可能で，眼科診療での使用だけでなく健診への応用も期待できる．

はじめに

　一般にスクリーニング検査とは，各種眼科疾患に罹患している可能性が高い症例を適切に検出することを目的とする．そのため検査レベルとしても最終診断に用いる精度までは要求されず，検査の簡便さや測定時間の短縮等，患者負担の軽減を重視して検査機器を選択することが多い．視野検査をスクリーニングとして使用する際も，短時間測定で検査が簡便に実施できることが重要で，検査精度も正常者を確実に判定する特異度の高さが不可欠で，感度の鋭敏さを追求しすぎて偽陽性が過剰とならない妥当な検査方法，診断レベルが求められる．

　本稿では主に外来診療で実施する自動視野計を用いたスクリーニングとして，現在最も汎用されている Humphrey 視野計（Humphrey field analyzer：HFA, Carl Zeiss Meditec）に搭載される各種スクリーニングプログラムを紹介し，実際に使用した具体例を交えて解説する．さらにスクリーニングの場として眼科臨床を越えて，住民健診や人間ドック等のマススクリーニングの観点で捉えた際，健康診断で使用される機会が多い代表的な視野検査として FDT の使用例を紹介し，さらに今後新たな健診ツールとして期待される視野計 imo® の可能性についても言及する．

眼科外来におけるスクリーニング

I．緑内障診断に有効な新しい検査プログラム

1）SITA Faster

緑内障診断のために行われる視野検査として

[*1] Sachiyo OKUDE, 〒105-8471　東京都港区西新橋 3-19-18　東京慈恵会医科大学附属病院眼科
[*2] Tadashi NAKANO, 同大学眼科学講座，主任教授

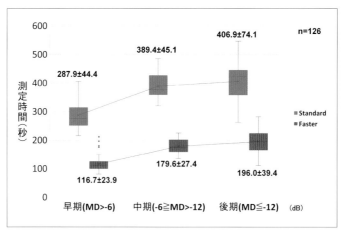

図 1. HFA 24-2 SITA Standard と SITA Faster の MD 別
検査時間（自験例）
正常眼，緑内障眼計126眼における SITA Standard と SITA Faster
それぞれの検査時間の比較．いずれの病期においても SITA Faster
の検査時間は Standard の 50〜60％減となっている．

は，早期緑内障で視野異常の好発部位とされる中心20°内の Bjerrum 領域や鼻側周辺の感度低下を検出する目的から，一般的に中心30°内の閾値テストパターンを用いることが多い．緑内障診療ガイドライン（第4版）[1]では，緑内障の診療には静的視野が推奨されており，その経過観察には閾値検査法が必須とされている．

　HFA の閾値テストでは従来30-2や24-2のSITA Standard や SITA Fast が広く使われている．SITA Standard の場合，正常眼（片眼）の検査時間は30-2で約6〜7分，24-2で約4〜5分を要する．視野検査は被検者の集中力が重要で，測定時間は患者の疲労度に連動し，検査精度に大きく影響する可能性がある．特に高齢者は疲労の影響が検査結果に顕著に反映されることがあり注意する必要がある[2]．疲労による感度低下は中心視野領域では最中心部よりもその周辺部で頻度が高いことや，疲労現象により緑内障性視野障害が過大評価される可能性も報告されており[3]〜[5]，スクリーニング目的で閾値検査を施行する場合は，これらの留意点にも注意して結果を正しく評価することが重要である．

　HFA の最新モデル HFA3 に搭載されているSITA Faster は SITA Fast をベースにさらに検査時間短縮を可能にした新しいストラテジー[6]である（ストラテジーについての詳細は本稿では省略する）．SITA Faster は 24-2 のテストパターンでのみ選択でき，検査時間は SITA Standard から約50％，SITA Fast から約30％短縮される．Heijlらによる緑内障および緑内障疑いを対象にしたSITA Standard，Fast，Faster の比較研究では，MD（mean deviation）値は各検査間で差はなかったと報告されている[6]．一般的に視野検査の所要時間は視野障害程度の悪化とともに長くなることが知られているが，SITA Faster では MD が−12 dB 以下の後期症例においても片眼平均3分強と短時間での検査が可能であり（図1），単に短時間のスクリーニング検査としての役割だけでなく，長時間の検査が困難な高齢者等の経過観察にも有用である．従来の SITA Standard や Fast からFaster に移行した場合にも解析結果は同様に比較可能といわれており，進行判定の評価にもそのまま活用できる．図2に SITA Faster が有用であった緑内障の一例を示す．

2）24-2C SITA Faster

　HFA3 には 24-2 テストパターンの中心10°内に集積された患者データから早期緑内障で感度低下をきたしやすい可能性が高い10点が追加されたテストパターン 24-2C（C：Combined test pattern）も新たに搭載されている．これまでの検査

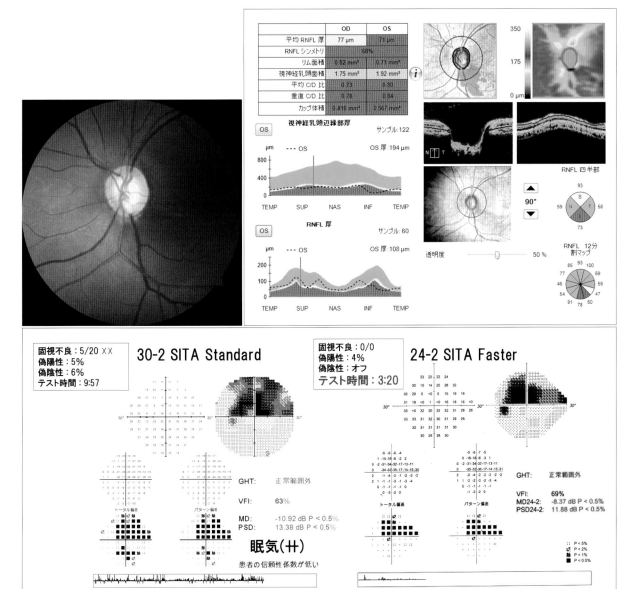

<table>
<tr><th></th><th>OD</th><th>OS</th></tr>
<tr><td>平均 RNFL 厚</td><td>77 µm</td><td>71 µm</td></tr>
<tr><td>RNFL シンメトリ</td><td colspan="2">68%</td></tr>
<tr><td>リム面積</td><td>0.82 mm²</td><td>0.71 mm²</td></tr>
<tr><td>視神経乳頭面積</td><td>1.75 mm²</td><td>1.92 mm²</td></tr>
<tr><td>平均 C/D 比</td><td>0.73</td><td>0.80</td></tr>
<tr><td>垂直 C/D 比</td><td>0.78</td><td>0.84</td></tr>
<tr><td>カップ体積</td><td>0.416 mm³</td><td>0.567 mm³</td></tr>
</table>

図 2. HFA 24-2 SITA Faster 例(44 歳, 女性. 左眼緑内障)

人間ドックで過去数回緑内障疑いを指摘されるも, 自覚症状なく眼科未受診. 視神経乳頭陥凹拡大と乳頭下方に NFLD(神経線維層欠損)を認め, OCT 所見では視神経乳頭解析で下方の網膜神経線維層厚の菲薄化がみられた. HFA 30-2 SITA Standard を 2 回施行するもいずれも疲労と眠気により結果の信頼性が低いため, 別の日に 24-2 SITA Faster を施行. 検査時間の大幅な短縮により, 集中力が途切れることなく信頼性の高い検査結果が得られた.

  a：眼底写真
  b：Cirrus OCT 視神経乳頭解析
  c：HFA(左：30-2 SITA Standard, 右：24-2 SITA Faster)

プログラムになかった上下非対称な測定点配置となっているのが特徴で, 現在の測定アルゴリズムは SITA Faster のみとなっている. 正常眼の検査時間は 2 分～2 分半であり, 短時間で 24-2 の範囲にプラスして中心視野も効率良く測定することができ, スクリーニング検査としての有効性が期待できる. 図 3 に前視野緑内障での 24-2C SITA Faster 有用例を示す.

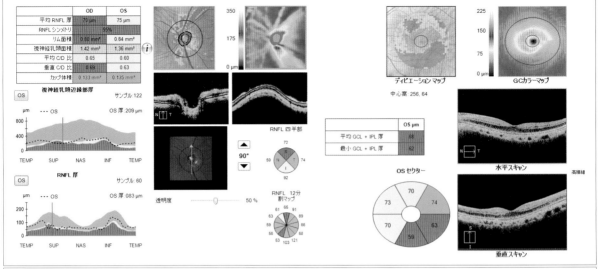

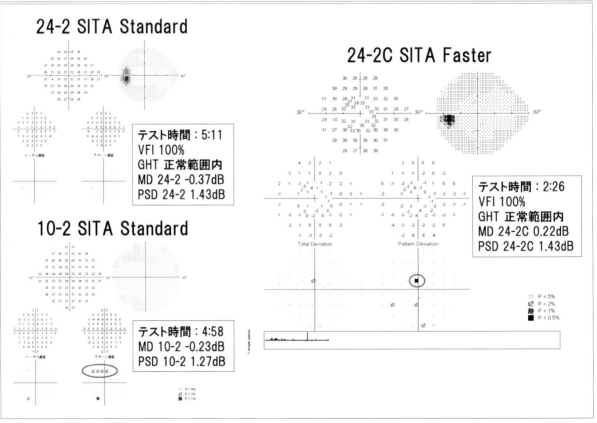

図 3. HFA 24-2C SITA Faster 例（69 歳，男性，左眼前視野緑内障）

人間ドックで緑内障を指摘され受診．OCT 所見では視神経乳頭解析で上下に網膜神経線維層厚の菲薄化を認め，黄斑部網膜内層解析ではカラーマップで上下差を認め，下方の網膜厚の菲薄化がみられた．HFA 24-2 SITA Standard では眼底所見に一致する明らかな視野異常はみられず，前視野緑内障として経過観察されていたが，10-2 SITA Standard では 24-2 ではとらえきれない微細な感度低下が検出された（b-左下：赤丸囲み）．24-2C SITA Faster では 10°内の追加点で，同部位の感度低下がとらえられた（b-右：赤丸囲み）．24-2 と 10-2 の両検査を毎回並行して行うことは臨床的には難しいことも多いため，短時間で中心部の異常好発点も測定可能な 24-2C プログラムはスクリーニングとしても活用できる．

a：Cirrus OCT（左：視神経乳頭解析，右：黄斑部網膜内層解析）
b：HFA（左上：24-2 SITA Standard，左下：10-2 SITA Standard，右：24-2C SITA Faster）

表 1. HFA スクリーニングテストパターン

テストパターン	検査範囲	検査点数	適 応
中心 40 点	30°	40 点	一般スクリーニング
中心 64 点	30°	64 点	一般, 緑内障, 神経疾患
中心 76 点	30°	76 点	一般, 緑内障, 神経疾患
中心 80 点	30°	80 点	一般スクリーニング
アーマリー中心	30°	84 点	緑内障
鼻側階段	50°	14 点	緑内障
周辺 60 点	30〜60°	60 点	一般, 緑内障, 網膜疾患, 神経疾患
全視野 81 点	55°	81 点	一般, 緑内障, 網膜疾患, 神経疾患
全視野 120 点	55°	120 点	一般, 緑内障, 網膜疾患, 神経疾患
全視野 135 点	耳側 87°	135 点	全視野スクリーニング
全視野 246 点	60°	246 点	全視野スクリーニング
アーマリー全視野	50°	98 点	緑内障
上方 36 点	上方 60°	半視野 36 点	上方視野スクリーニング, 眼瞼下垂
上方 64 点	上方 60°	半視野 64 点	上方視野スクリーニング, 眼瞼下垂
エスターマン片眼	耳側 75°, 鼻側 60°	100 点	機能評価
エスターマン両眼	両耳側 150°	120 点	機能評価, 視覚障害判定

(HFAⅢ モデル 830, 840, 850, 860 取扱説明書　カールツァイスメディテック社 より一部改変)

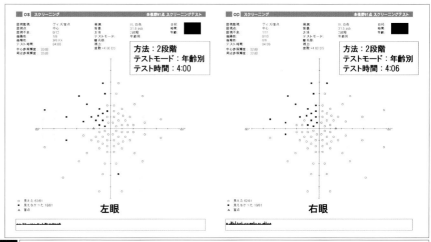

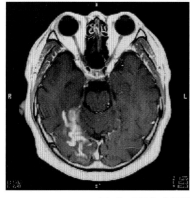

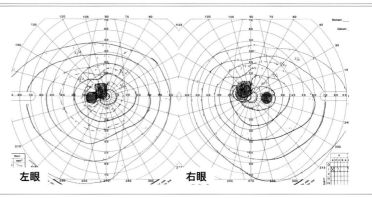

a
b | c

図 4. HFA 全視野 81 点スクリーニングテスト例(57 歳, 男性. 右側頭後頭葉梗塞)
左側の見えづらさと右後頭部の頭重感で前医受診. HFA 全視野 81 点スクリーニングテスト
にて左上同名四半盲が検出されたため当院神経内科に緊急受診. 頭部 MRI にて右後大脳動脈領
域に出血性梗塞を認めた. 入院中の GP(Goldmann 視野)でも調和性の左上同名四半盲を認めた.
a：HFA 全視野 81 点スクリーニングテスト
b：頭部 MRI　　c：Goldmann 視野

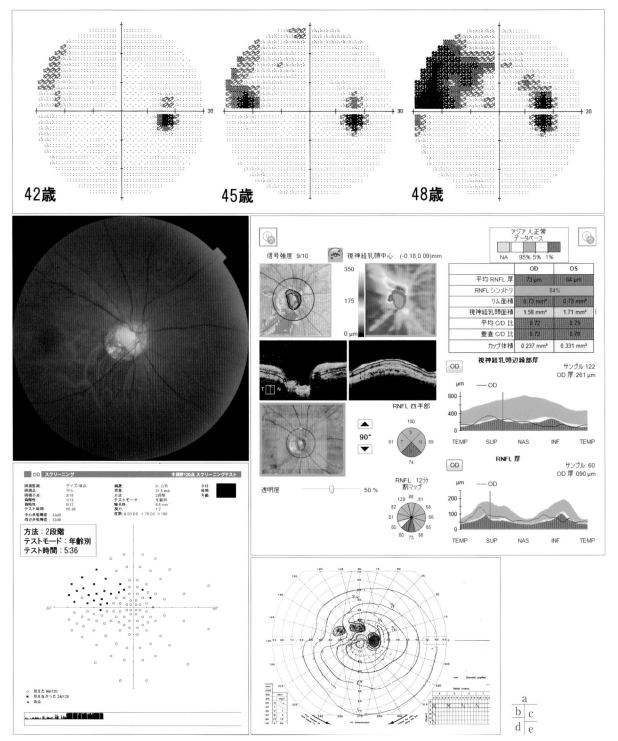

図 5. HFA 全視野 120 点スクリーニングテスト例(48 歳，女性．右眼緑内障)

前医にて HFA 30-2 フォロー中，右眼鼻側の視野欠損の進行がみられたため，手術加療目的で紹介受診．近視様の傾斜した乳頭と広い PPA(乳頭周囲網脈絡膜萎縮)，耳下側の NFLD を認め，OCT 所見では視神経乳頭形状・網膜神経線維層厚解析で下方の網膜神経線維層厚の菲薄化がみられた．視野全体の把握のため施行した GP では上鼻側のブエルム領域に比較暗点を認め，それにつながる鼻側階段もみられる．HFA 全視野 120 点スクリーニングテストでも欠損，感度低下部位を同等にとらえられている．

        a：HFA 30-2 SITA Standard．前医での経過

        b：眼底写真

        c：Cirrus OCT 視神経乳頭解析

        d：HFA 全視野 120 点スクリーニングテスト

        e：Goldmann 視野

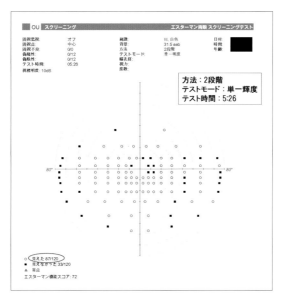

図 6．HFA エスターマン両眼スクリーニングテスト例
（72 歳，男性．緑内障）

HFA による視覚障害認定では，両眼開放エスターマンテストの視認点数（赤丸囲み）と 10-2 プログラムでの 26 dB 以上の検査点数から視認点数を算出し判定に用いる．（他社の自動視野計の場合は各社の提供資料参照のこと）

2．周辺視野評価に有効な検査
1）スクリーニングテスト

HFA には閾値テストのほかにスクリーニングテストが搭載されており，スクリーニングテストには測定点の数，配置により表 1 のようなパターンがある．周辺視野障害の状態や半盲の有無の確認等，視野全体の把握が必要な場合に，動的視野検査ができない状況では，これらのプログラムを活用できる．スクリーニングテストのパラメータは各測定点の年齢別正常者データベースに基づき予測される閾値よりも 6 dB 明るい輝度の視標が見えるか見えないかで判定する「2 段階テスト」，2 段階で見えない測定点に最大輝度である 10,000asb（0 dB）を呈示し，絶対暗点か比較暗点かを確認する「3 段階テスト」，比較暗点の深さを評価する「欠損の定量テスト」の設定が選択できる[7]．

図 4，図 5 に HFA のスクリーニングテストの施行例を示す．両症例とも動的視野検査の結果に近似した視野の全体像が得られており，診療上必要な周辺視野の情報を十分にカバーできている．患者の訴えや症状から頭蓋内疾患等が疑われれば，スクリーニング検査を施行することで速やかに然るべき連携先へつなげることができる．緑内障や網膜疾患等の慢性的な疾患における経過観察でも定期的な中心視野の閾値検査に加え，周辺視野の状態を把握しておくことは患者への日常行動上のアドバイスにも活用できる．

近年，視覚障害認定の視野評価項目に加わったエスターマンテストもスクリーニングテストの 1 つである．エスターマンテストには片眼，両眼テストがあり，テストパラメータは 2 段階テストのみ，呈示される視標は単一輝度 10 dB と既定されている．視覚障害認定の際はエスターマン両眼テストと中心 10-2 パターンの閾値テスト（テストストラテジーは問わず）の結果が必要となる．図 6 にエスターマン両眼テストの例を示す．

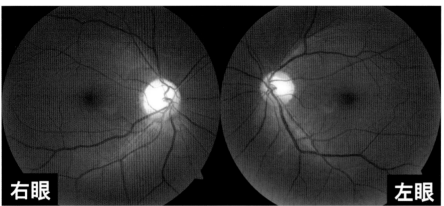

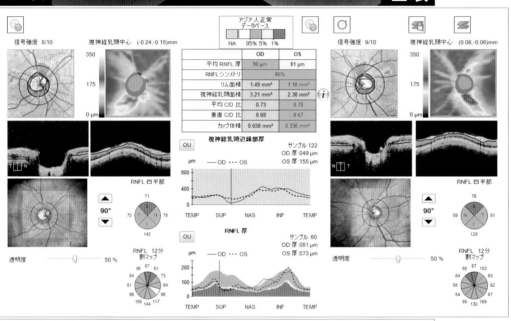

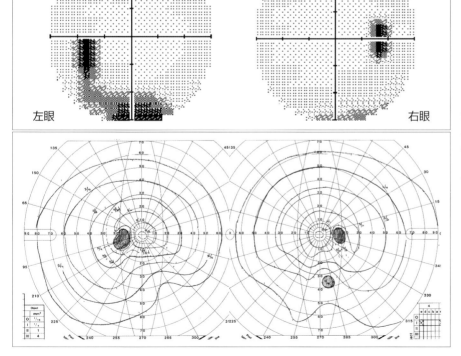

図 7.
HFA 60-4 SITA Standard 例
（55 歳，男性．両眼 SSOH）
人間ドックの眼底検査で緑内
障が疑われ近医受診．SSOH
の鑑別のため当院に紹介受
診．両眼の視神経乳頭陥凹拡
大と乳頭上方のNFLDがみら
れ，OCT所見では視神経乳頭
解析で上方の網膜神経線維層
厚の菲薄化がみられた．HFA
30-2 SITA Standardにて両
眼の下方の感度低下を認め，
GP，HFA 60-4 SITA Stan-
dardでもマリオット盲点に
向かう周辺イソプタの下方の
沈下がみられた．
　a：眼底写真
　b：Cirrus OCT 視神経乳
　　　頭解析
　c：HFA 30-2 SITA Stan-
　　　dard
　d：Goldmann 視野

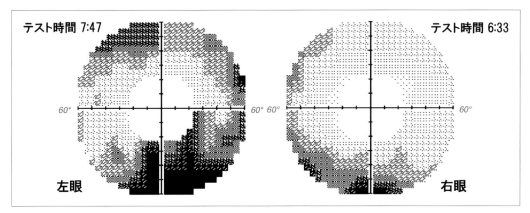

テスト時間 7:47　　　　　　　　　　　　　　　テスト時間 6:33

60°　　　　60° 60°　　　　60°

左眼　　　　　　　　　　　　　　　　　　　右眼

図 7. つづき
e：HFA 60-4 SITA Standard

2）周辺 60-4 閾値テスト

閾値テストの周辺 60-4 パターンも短時間で周辺視野の情報を得ることが可能で，スクリーニング検査として活用できる．閾値テストでは暗点，欠損の深さがグレースケール表示されるため，視野異常の有無だけでなく異常の程度の把握にも有用である．テストパラメータは SITA Standard，SITA Fast が選択できる．図 7 に superior segmental optic hypoplasia（SSOH）の一例を示す．

マススクリーニング

1．FDT スクリーナー

FDT スクリーナー（frequency doubling technology screener，Carl Zeiss Meditec）は frequency doubling illusion と呼ばれる錯視現象を利用し，網膜神経節細胞の magnocellular（M 細胞）系の反応を反映する[8]とされる機能選択的視野検査である．緑内障では早期に大きな網膜神経節細胞である M 細胞系が障害されやすいといわれていることや，M 細胞系は神経節細胞全体の約 10～15％程度で余剰性が少ないため視野障害を検出しやすいとされる背景から FDT が開発された[9]．FDT は小型で設置が簡単であり検査時間が短いこと等から，健診における視野スクリーニングとして導入している施設もあり，いくつかの緑内障疫学調査にも使用された[10]．

健診施設でのスクリーニング利用には，健診者の検査法の理解と施設スタッフの操作性の双方に

おいて容易であり，短時間で検査可能な条件に加え，感度，特異度が高いことが求められる[11]．システマティックレビューの検討では開放隅角緑内障を検出するスクリーニング検査において FDT のプログラム C-20-1（正常人の 99％が認識できるコントラストレベル）の感度は 92％，特異度は 94％，C-20-5（正常人の 95％が認識できる）の感度は 78％，特異度は 75％と報告されている[12]．健診での眼圧検査による緑内障スクリーニングは，最も有病率の高い正常眼圧緑内障の検出に対して限界があることからも，今後健診への視野スクリーニング検査導入の期待が高まると考えられる．図 8 に健診 FDT での異常検出から眼科受診につながった例を示す．

2．ヘッドマウント型視野計 imo®

ヘッドマウント型視野計 imo®（クリュートメディカルシステムズ）（図 9）は，小型，軽量で携帯可能であり，頭部に装着して検査できる新しいタイプの検査機器として近年注目されている．専用のスタンドに固定してスタンド型としての利用も可能である．従来の視野検査のような暗室を設ける必要はないため検査場所を選ばないこと，左右独立したディスプレイに視標呈示ができることから片眼遮蔽が不要で両眼開放下で検査可能なことが大きな特徴である[13][14]．モデルによってはコントラスト感度測定やアムスラーチャート検査のプログラムも内蔵されており，コンパクトなマルチ視機能検査機器としての活用が期待される．

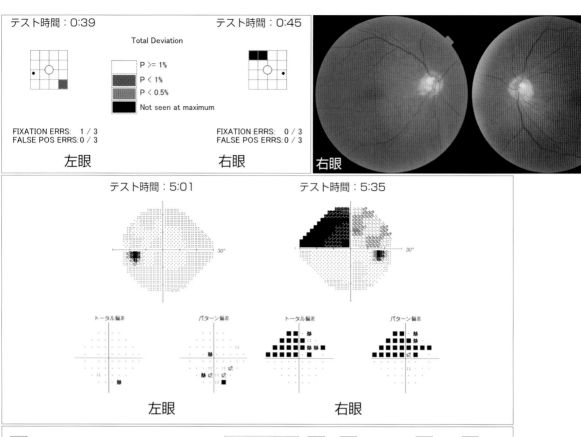

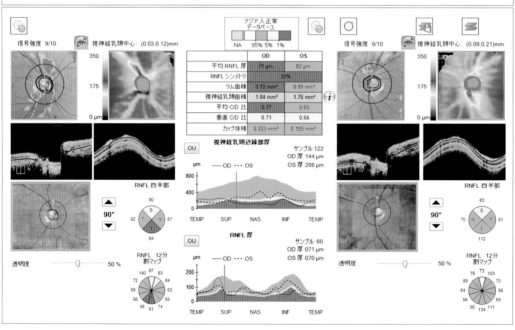

a | b
c
d

図 8. FDT スクリーニングテスト例（75 歳，男性．緑内障）

人間ドックでの FDT にて視野異常が検出され，要精査となり眼科へ紹介受診．
右眼上鼻側の欠損のみでなく，左眼下鼻側の感度低下も FDT で検出されており，
HFA と同様の結果が得られている．

     a：FDT スクリーニング C-20-1（健診センター）
     b：眼底写真（健診センター）
     c：HFA 24-2 SITA Standard（眼科）
     d：Cirrus OCT 視神経乳頭解析（眼科）

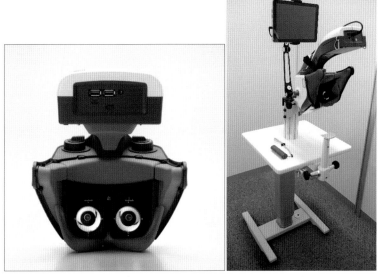

図 9. imo®（クリュートメディカルシステムズ）
左右独立したディスプレイを持つため，片眼遮蔽が不要である．
本体を頭部に装着もしくは専用スタンドに設置して使用する．

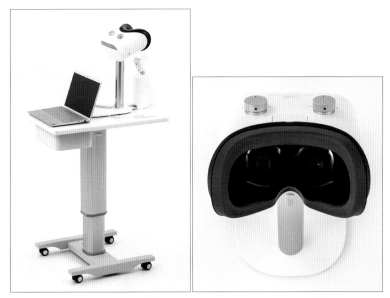

図 10. imo vifa®（クリュートメディカルシステムズ）
本体は従来型同様にヘッドマウント型，スタンド設置両用で使用できる．

視野の閾値測定プログラムとしては全点閾値，imo® オリジナルのストラテジーである Ambient Interactive Zippy Estimated Sequential Testing（AIZE），AIZE-Rapid があり，さらに AIZE と AIZE-Rapid には過去の検査データを参照して計算された視標呈示により時間短縮を可能とした EX モードも選択できる（各ストラテジーの詳細については本稿では省略する）．緑内障，またはその疑いのある眼に対して HFA と imo® を比較した研究[13)15)16)]では，MS（mean sensitivity）や MD 等の評価項目において両者に高い相関を認めたと報告されている．

2021 年に imo® の最新モデルとして登場した imo vifa® は，さらに本体が小型化，軽量化された（図10）．

特徴としては従来モデルにあった左右個別の眼の位置合わせダイヤルや，−9.0 D〜+3.0 D で調整可能な屈折矯正機能の幅は縮小されたが（±3.0 D の範囲までは設定可能，付属レンズで imo® と同じ調節範囲に対応），被検者自身の眼鏡のままでの検査が可能な設計となり，機器のセッティングに要する時間は大幅に削減できるようになった．設定が容易なことや上述のような検査時間短縮プログラムを選択することで，通常の外来診療でスクリーニングから定期的な経過観察まで幅広く活用できる視野検査といえる．また，imo vifa® と同様の外観で健診用プログラムに特化した imo scan も開発中（2021 年現在）で，こちらにはスクリーニング視野検査とアムスラーチャートが搭載され，今後総合健診等への導入も期待される．

おわりに

　超高齢社会が進むなか，視野検査は従来よりも患者負担の軽減をより重要視する時代となってきた．この傾向は感染対策に重きが置かれるコロナ禍で，さらに高まってきた印象を受ける．本稿で紹介した各種スクリーニングは，いずれも短時間測定で検出レベルの高さが評価されている，もしくは今後期待される検査機器である．各検査プログラムは用途に合わせて適切に選択することが大切で，特に早期診断の重要性が高い緑内障等では，鑑別疾患に留意しながら視野異常を評価する必要があり，各種検査法の特徴を十分理解したうえで，柔軟に有効活用していくことが重要と思われる．

文　献

1) 日本緑内障学会緑内障診療ガイドライン作成委員会：緑内障診療ガイドライン（第 4 版）．日眼会誌，**122**(1)：5-53，2018．
2) 杉山和久，武田　久：測定時間・疲労．眼科プラクティス 15 視野（根木　昭編），文光堂，pp. 72-73，2007．
3) Hudson C, Wild JM, O'neill EC：Fatigue effects during a single session of automated static threshold perimetry. Invest Ophthalmol Vis Sci, **35**：268-280, 1994.
4) Heijl A：Time changes of contrast thresholds during automatic perimetry. Acta Ophthalmol (Copenh), **55**：696-708, 1977.
5) Heijl A, Drance SM：Changes in differential threshold in patients with glaucoma during prolonged perimetry. Br J Ophthalmol, **67**：512-516, 1983.
6) Heijl A, Patella VM, Chong LX, et al：A new sita perimetric threshold testing algorithm：construction and multicenter clinical study. Am J Ophthalmol, **198**：154-165, 2019.
   Summary　新ストラテジー SITA Faster の SITA Fast からの改良点と Fast，Standard と比較した結果について詳細に述べられている．
7) テストパターン＆テストパラメータ．ハンフリーフィールドアナライザー HFAⅢ 取扱説明書―モデル 830，840，850，860．カールツァイスメディテック社，2019．
8) Maddess T, Henry GH：Performance of nonlinear visual units in ocular hypertension and glaucoma. Clin Vis Sci, **7**：371-383, 1992.
9) Johnson CA, Samuels SJ：Screening for glaucomatous visual field loss with frequency-doubling perimetry. Invest Ophthalmol Vis Sci, **38**：413-425, 1997.
10) 岩瀬愛子：FDT を用いたスクリーニングにおける緑内障性視野障害の感度，特異度を教えてください．専門医のための眼科診療クオリファイ 27 視野検査とその評価（松本長太編），中山書店，pp. 220-222，2015．
11) 中野　匡，平塚義宗：総合健診における緑内障スクリーニング．日本の眼科，**88**：42-49，2017．
    Summary　一般的な眼科健診項目（視力・眼圧・眼底写真）における緑内障スクリーニングの課題と視野検査の有用性について述べている．
12) Mowatt G, Burr JM, Cook JA, et al：Screening tests for detecting open-angle glaucoma：systematic review and meta-analysis. Invest Ophthalmol Vis Sci, **49**：5373-5385, 2008.
13) Matsumoto C, Yamao S, Nomoto H, et al：Visual field testing with head-mounted perimeter 'imo'. PLoS One, **11**(8)：e0161974, 2016.
    Summary　ヘッドマウント型視野計 imo® の特徴と有用性が詳細に記されている．
14) 野本裕貴：ヘッドマウント型視野計 imo®．眼科グ

ラフィック，**9**(3)：345-349，2020.

15）Kimura T, Matsumoto C, Nomoto H：Comparison of head-mounted perimeter(imo®)and Humphrey Field Analyzer. Clin Ophthalmol, **13**：501-

513, 2019.

16）林由紀子，坂本麻里，村井佑輔ほか：緑内障診療におけるアイモ両眼ランダム測定の有用性の検討．日眼会誌，**125**(5)：530-538，2021.

Monthly Book

OCULISTA
オクリスタ

2020. **3**月増大号
No. **84**

眼科鑑別診断の
勘どころ

眼科における**鑑別診断にクローズアップした増大号!**
日常診療で遭遇することの多い疾患・症状を中心に、**判断に迷ったときの**
鑑別の"勘どころ"をエキスパートが徹底解説!

編集企画

柳　靖雄　旭川医科大学教授

2020年3月発行　B5判　182頁　定価5,500円（本体5,000円＋税）

目 次

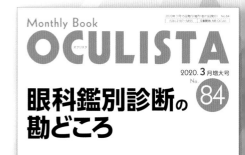

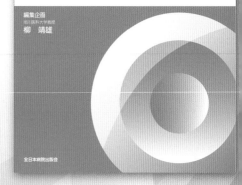

 全日本病院出版会　〒113-0033 東京都文京区本郷 3-16-4　Tel：03-5689-5989
www.zenniti.com　　　　　　　　　　　　　　　　　　Fax：03-5689-8030

MB OCULI. No. 110 : 21 – 26, 2022

特集／どう診る？　視野異常

視野の進行評価

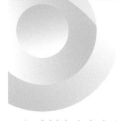

朝岡　亮*

Key Words : 視野進行(visual field progression)，イベント解析(event analysis)，トレンド解析(trend analysis)，変分近似ベイズ線形回帰法(variational Bayes linear regression)

Abstract : 緑内障は非可逆的に慢性進行性な視野障害をきたす疾患であり，視野進行の評価を正しく行うことが重要であることは論をまたない．同時に，治療介入を行う際には，視野の進行解析を行い，それに基づいた将来の進行予測をなるべく正しく行ったり，早期に進行を検出したりすることが重要である．この際に，プリントアウトされた視野結果を主観的に眺めるだけでは再現性高く進行を評価することができない．このため，日本緑内障学会ガイドラインでは，イベント解析とトレンド解析が記載されている．本稿ではこれらの方法の各々について論じてみたい．

主観的評価

　視野検査の結果のプリントアウトを眺めて，主観的に判定する方法で，視野進行の評価として一番最初に思いつくものであろう．しかしながら，このような方法では個人間での統一化を図ることは不可能であるし，また人間の判断は日によって大きく変わるため，個人のなかで一貫性を持つことも困難である．実際に，過去に判定者間の進行判定結果を解析した研究では，例え十分な経験のある緑内障専門眼科医間であっても，判定結果の一致率は非常に低かったとされている[1]．これらのことから，特に電子カルテ化が一気に進んだ現在の日本において，このように主観的な方法で視野進行を評価することは，良い方法とはいえず，推奨されない．既報では，PROGRESSOR(Medisoft，英国)のような統計学的な解析ツールを用いることで検者間の一致率は著明に向上したとされており，そのような方法の導入が強く推奨される．

* Ryo ASAOKA, 〒430-8558　浜松市中区住吉2-12-12　聖隷浜松病院眼科，主任医長

イベント解析

　イベント解析は，ある測定結果がその患者のベースライン(エントリー時のデータ)と比べて悪いかどうかを統計学的に判定する方法である．標準的な方法として，ハンフリー視野計(Carl Zeiss Meditec，アメリカ)の glaucoma probability analysis(GPA)では，各測定点ごとにイベント解析が行われ，ベースラインの最初の2回との比較が行われる(図1)．警告メッセージとして，▲が3個以上あると「シンコウノカノウセイタカイ」，▲が3個以上あると「シンコウノカノウセイアリ」と表示される．イベント解析では進行について，ありかなしかの二択で明確にわかるメリットがある一方，ベースラインをいつにするのかで判定が容易に変わる，一旦進行と判定してしまった後にはそれ以上の追加情報は得られない，どれくらいの速度で進行しているかの情報は出せない等の欠点もある．したがってイベント解析は，ランダマイズドコントロール等のように観察期間が固定されている場合には向いている反面，臨床応用には

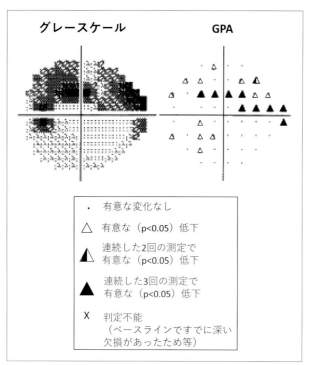

グレースケール　　　　GPA

・　有意な変化なし

△　有意な（p<0.05）低下

▲　連続した2回の測定で
　　有意な（p<0.05）低下

▲　連続した3回の測定で
　　有意な（p<0.05）低下

X　判定不能
　　（ベースラインですでに深い
　　欠損があったため等）

図 1.
GPA よるイベント解析の出力例
GPA では各測定点がベースラインに比べて有意に
進行しているかが解析され（イベント解析），有意に
進行していると判定された場合には，再現性に応じ
て各シンボルが表示される．
GPA：glaucoma probability analysis

やや不向きな面があると思われる．

トレンド解析

　トレンド解析は視野の進行速度を求めるための
もので，視野感度等の視野パラメータを時間に対
して回帰し，その回帰直線の傾きから進行の速度
を評価する方法である．中でも，グローバルイン
デックスを用いる方法と，各測定点ごとに行うポ
イントワイズ解析法とがある．グローバルイン
デックスは mean deviation（MD）や visual field
index（VFI）等を用いて視野全体の進行を把握す
る方法である．この方法は，視野全体の傾向がわ
かる，広い範囲の測定点の平均値を用いるので比
較的間違いにくい等の利点があるが，逆に各測定
点の詳細な変化は拾い出すことはできない．他
方，ポイントワイズ解析は局所での進行を判定し
やすく，詳細な解析が可能な反面，視野ごとの感
度の変動が大きく，解析結果も大きくぶれやすい
という欠点がある．筆者らは何回程度の視野記録
があればトレンド解析で正確な予測ができるのか
を系統的に解析した．この結果，ポイントワイズ
解析では，わずか半年，1年，1年半後の視野を予
測するのにも概ね10回程度の視野蓄積が必要で

あるという結果であった．MD を用いたトレンド
解析では5〜8回程度の視野記録の蓄積が必要と
いう結果であった[2]．視野を細かいセクターに分
けて進行判定する方法は両者の欠点を補う方法の
1つである．図2にハンフリー視野計やコーワ視
野計等で採用されている glaucoma hemifield test
およびオクトパス視野計で採用されているセク
ター分類を示す．このうち，オクトパス視野計を
用いたセクター解析については，これまでの研究
で，MD を用いたトレンド解析よりも早期の進行
検出に優れていることが確認されている[3)4)]．この
他にもこれまでにさまざまな視野のセクター分類
が提唱されており，このなかでのどの方法が良い
のかには必ずしも一定した見解はない．筆者らは
各視野測定点の進行速度を用いて，ハンフリー
24-2 視野を最も効率良く細分化するセクター分
類を明らかとし，得られた各セクターごとに視野
進行予測を行った場合の精度を検証してみた．こ
の結果，視野は23個のセクターに分けられ（図3），
得られたセクターは，特に視野の中央部ではHood
らの報告している網膜-視野対応に一致し，視野
と網膜神経線維の対応が上下対称ではないもので
あった[5)6)]．この方法により10回目（概ね5年後）

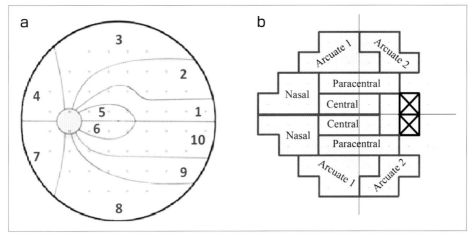

図 2. 視野セクター分類
a：オクトパス視野計で採用されているセクター分類
b：ハンフリー視野計やコーワ視野計で採用されている glaucoma hemifield test
（Yousefi S, et al：Invest Ophthalmol Vis Sci, 59：5717-5725, 2018. および文献 3 より）

図 3.
視野 23 セクター
各視野測定点の進行速度を用いて，ハンフリー 24-2 視野を最も効率良く細分化するセクター分けをした．この結果，視野は 23 個のセクターに分けられた．
（Hirasawa K, et al：Invest Ophthalmol Vis Sci, 55：7681-7685, 2014. および Hirasawa K, et al：Invest Ophthalmol Vis Sci, 56：4332-4335, 2015. より）

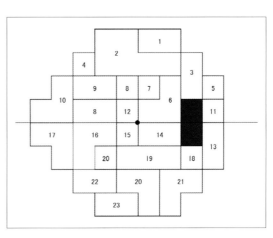

の視野を，先行する少ない数の視野で予測した場合の予測精度は，各測定点ごとに予測するよりも有意に良い（最初の 3～7 回の視野で予測）か，同等（最初の 8～9 回で予測）という結果であった．また，10 回（概ね 5 年）の視野を用いて，将来の 11～16 回目の視野を予測した場合の予測精度は，14～16 回目の視野を予測する際には，各測定点ごとに予測するよりも有意に良かった（図 4）．

トレンド-イベント ハイブリッド解析

筆者らはトレンド解析のメリットを活かしつつイベント解析を行うハイブリッド解析を構築し，報告した．この方法では，まず最初に各測定点ごとにポイントワイズトレンド解析を行う．次に得られた各視野点の p 値を二項検定で処理（判断）することにより，視野全測定点のうち，進行ありの点が，偶然起こりうる測定点数より有意に多いかを調べ，視野全体の進行の有無を二値的に判断する．この結果，通常の MD 値を解析する方法と比べ，誤判定率を悪化させることなく，有意に早く進行検出ができるものであった[7)8)]．緑内障における視野進行検出は，偽陽性率を上げることなく早期に検出できることが望ましいと思われ，このようにトレンド解析とイベント解析のハイブリッド解析を行うことは臨床的に有用であると思われた．

AI の活用

昨今の AI（人工知能）技術の進歩は目覚ましい．

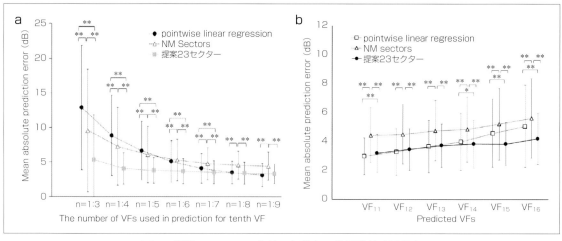

図 4. 視野 23 セクターを用いた場合の視野進行予測精度

a：10 回目の視野(概ね 5 年後)の視野を，先行する少ない数の視野で予測した場合の予測
　精度は，各測定点ごとに予測するよりも有意に良い(最初の 3〜7 回の視野で予測)か，同
　等(最初の 8〜9 回で予測)であった．

b：10 回(概ね 5 年)の視野を用いて，将来の 11〜16 回目の視野を予測した場合の予測精
　度は，14〜16 回目の視野を予測する際には，各測定点ごとに予測するよりも有意に良
　かった．いずれにおいても既報の視野を 10 セクターに分ける方法(三角，Nouri-Mahdavi
　K, et al：Invest Ophthalmol Vis Sci, 53：2390-2394, 2012.)よりも予測精度は有意に良
　かった．

黄四角(a)，黒丸(b)：視野細セクターを用いた場合の視野進行予測精度

黒丸(a)，白四角(b)：各測定点ごとに予測した場合の予測誤差

(Hirasawa K, et al：Invest Ophthalmol Vis Sci, 55：7681-7685, 2014. および Hirasawa K,
et al：Invest Ophthalmol Vis Sci, 56：4332-4335, 2015. より)

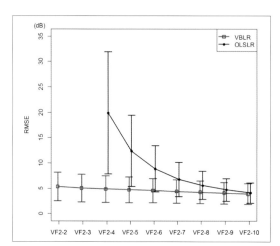

図 5. ベイズ法視野予測による予測精度

東京大学医学部附属病院眼科で収集された 2,858
例 5,049 眼を訓練データ，547 例 911 眼を検証デー
タとして解析した結果．縦軸は 10 回目の視野を
先行する視野で予測した際の予測誤差を，横軸
は予測に使用した視野の回数を示す．通常の線
形回帰(黒)に比べ，ベイズ法を使用した VBLR
(赤)では少ない回数の視野を用いて予測した場
合でも予測精度が良かった．

RMSE：root mean squared error

(文献 9 より)

ベイズ統計(法)はそのなかの最も主要なものの 1
つであるが，筆者らはそのような方法を緑内障視
野進行解析・予測に用いたアルゴリズム(変分近
似ベイズ線形回帰法：variational Bayes linear
regression, VBLR, PCT/JP2016/064780 および
PCT/JP2013/073426)の構築をして，その有用性
を検証した．これは，これまで紹介してきたより
ももっと少ない数の視野でも正しく，かつ柔軟に
視野予測ができないかと考えたためである．
VBLR では，視野測定点の感度が，特に隣接点同
士では強く相関することを勘案しつつ，過去の膨
大な視野記録を視野障害の時系列的・空間的パ
ターンの点からクラスタリング(ソフトクラスタ
リング)し，過去に似た経過をとった患者群がど
のような進行経過を辿ったかを詳しく学習させる
ことで，より正しく視野進行速度を評価する方法
である．この結果, 10 回目の視野を予測した場合
の予測精度は，通常の線形回帰に比べ飛躍的に向
上した(図5)[9]．また，筆者らの自施設内で得られ

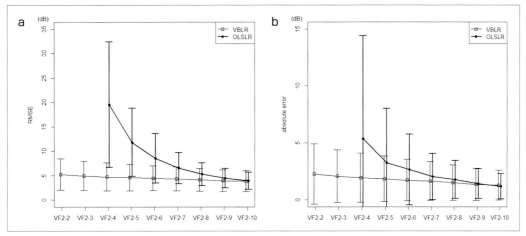

図 6. 多施設データによるベイズ法視野予測による予測精度

a：Japanese Archive of Multicentral Databases in Glaucoma（JAMDIG）. 177 例 271 眼
　による Variational Bayes Linear Regression の予測精度検証結果

b：Diagnostic Innovations in Glaucoma Study（DIGS）データ. 173 例 248 眼による VBLR の
　予測精度検証結果

いずれにおいても，通常の線形回帰（黒）に比べ，ベイズ法を使用した VBLR（赤）では，少ない
回数の視野を用いて予測した場合でも予測精度が良かった.

RMSE：root mean squared error

（文献 10 より）

た検証データだけでなく，国内他施設ならびに米国 University of California，San Diego で得られた検証データでもほぼ同様の予測精度が得られ，施設・人種を問わずに精度良く予測ができる，汎用性の高い予測方法であることがわかった（図6）[10]. VBLR ではポイントワイズの進行予測を行っているにもかかわらず，概ね 7 回の視野で 10回目の視野を予測した場合の予測誤差が，1 回や2 回等の極めて少ない数の視野で 10 回目の視野を予測した予測精度とほぼ同等になっていた.VBLR による視野解析，予測は，Beeline 社（東京）の視野解析ソフト「GlaPre®」，ニデック社（蒲郡）の「NAVIS®」内オプションソフトとしてすでに発売されており，臨床使用が可能である.

最後に

視野進行評価は眼圧とともに緑内障管理における最も重要な評価項目である. しかしながら視野には必ず測定ノイズが付いて回り，いかに正しく進行評価を行うかには，さまざまな事項を考えなければならない. 再現性良く評価を行うには統計処理された結果を電子カルテ上などで閲覧するこ

とが有効と考えられるが，現状のトレンド解析の方法では，評価に用いる視野の数など，多くの因子によって算出される結果が大きく影響を受ける. 視野は数列データであり，昨今隆盛の著しいAI 技術の応用が有効であると思われる. この意味で，今後もさらなる発展が見込まれる分野であるといえよう.

文　献

1）Viswanathan AC, Crabb DP, McNaught AI, et al：Interobserver agreement on visual field progression in glaucoma：a comparison of methods. Br J Ophthalmol, **87**：726-730, 2003.

2）Taketani Y, Murata H, Fujino Y, et al：How Many Visual Fields Are Required to Precisely Predict Future Test Results in Glaucoma Patients When Using Different Trend Analyses? Invest Ophthalmol Vis Sci, **56**：4076-4082, 2015.

3）Aoki S, Murata H, Fujino Y, et al：Investigating the usefulness of a cluster-based trend analysis to detect visual field progression in patients with open-angle glaucoma. Br J Ophthalmol, **101**：1658-1665, 2017.

4）Gardiner SK, Mansberger SL, Demirel S：Detection of Functional Change Using Cluster Trend Analysis in Glaucoma. Invest Ophthalmol Vis Sci, **58**：BIO180-BIO190, 2017.

5) Hood DC：Improving our understanding, and detection, of glaucomatous damage：An approach based upon optical coherence tomography(OCT). Prog Retin Eye Res, **57**：46-75, 2017.

6) Fujino Y, Murata H, Matsuura M, et al：Mapping the Central 10 degrees Visual Field to the Optic Nerve Head Using the Structure-Function Relationship. Invest Ophthalmol Vis Sci, **59**：2801-2807, 2018.

7) Asano S, Murata H, Matsuura M, et al：Early Detection of Glaucomatous Visual Field Progression Using Pointwise Linear Regression With Binomial Test in the Central 10 Degrees. Am J Ophthalmol, **199**：140-149, 2019.

8) Asano S, Murata H, Matsuura M, et al：Validat-ing the efficacy of the binomial pointwise linear regression method to detect glaucoma progression with multicentral database. Br J Ophthalmol, **104**：569-574, 2020.

9) Murata H, Araie M, Asaoka R：A new approach to measure visual field progression in glaucoma patients using variational bayes linear regression. Invest Ophthalmol Vis Sci, **55**：8386-8392, 2014.
   Summary 変分近似ベイズ線形回帰法による視野進行解析・予測を報告した論文.

10) Murata H, Zangwill LM, Fujino Y, et al：Validating Variational Bayes Linear Regression Method With Multi-Central Datasets. Invest Ophthalmol Vis Sci, **59**：1897-1904, 2018.
    Summary 変分近似ベイズ線形回帰法による視野進行予測を多人種・多施設データで検証した論文.

MB OCULI. No. 110 : 27－32, 2022

特集／どう診る？ 視野異常

視野異常の自己チェック

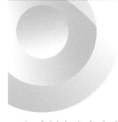

江浦真理子*

Key Words : 補填現象 (filling-in phenomenon), 自己チェック (self-check), Clock chart®, clock chart binocular edition : clock chart BE, white noise field campimetry

Abstract : 緑内障は病期が進行するまで自覚症状に乏しい. そのため, 緑内障患者にいかに自己の視野異常を自覚させるかは, 緑内障治療におけるアドヒアランスの向上や, 自動車運転をはじめさまざまな社会的リスクの回避の面からも極めて重要であると考えられる. 緑内障患者が視野異常を自覚しにくい要因としては, 中枢レベルでの補填現象 (filling-in phenomenon) の他に, 我々が日常生活では視野検査条件とは異なり両眼開放下で視覚情報処理を行っていることや, 眼球運動や頭位の変換をすることにより視野異常部位をカバーしていること等, さまざまな理由が関係している. 緑内障患者に自己の視野異常を簡便に自覚させる手法としては, clock chart や white noise field campimetry があり, 自動車免許更新時や高齢者講習における視野異常チェックツールとしての応用が検討されている.

はじめに

緑内障は, 病期が進行するまで自覚症状に乏しく, 診断時にはかなり視野障害が進行していることが多い[1]. 視野にほとんど異常が出ていない初期では無自覚であるのは当然であるが, 視野障害が相当進行した段階であっても, 自分の視野異常に気づいていないことが多い.

緑内障患者に自分の視野異常を確実に自覚させることは, スクリーニングによる疾患の早期発見のみならず, 点眼指導や手術導入におけるアドヒアランスの向上, 自動車運転をはじめ, さまざまな社会的リスクの回避の面からも極めて重要であると考えられる. 本稿では, なぜ緑内障患者は自己の視野異常を自覚しにくいのか, そして, 視野異常を自身で自覚させるための手法について述べる.

* Mariko EURA, 〒589-8511 大阪狭山市大野東 377-2 近畿大学病院眼科, 非常勤医師

緑内障患者が視野異常を自覚しない理由

1. 視野異常部位の見え方

緑内障患者にとって, 視野障害部位はどのように見えているのだろうか？ 両眼に緑内障性視野障害を持つ患者における視野障害部位の見え方の検討では, 視野障害部位を全く認識しないか, ぼやけてかすみがかかっている, あるいは視野の一部が消失しているという程度の自覚症状が多いことが報告されている[1]. また, 緑内障の進行期では, 初期や中期に比べて, 左右両端の物体が見えにくい, 色を識別しにくい, 境界を識別しにくい, 汚れた眼鏡を通して見ているように見えるという症状が多くなる[2]. つまり, 緑内障患者にとって, 視野障害部位は, 視野検査の結果で示されるように, 視野の一部が黒く見えたり, 暗いトンネルのなかにいるように見えたりしているわけではないことがわかる.

2．両眼視

日常臨床における視野検査は，一般的に片眼を遮蔽して行われる．しかし，日常生活では我々は片眼でものを見ることは少なく，多くの場合は両眼開放下で視覚情報処理が行われている．そのため，左右の視野の重なりにより，多くの視野欠損部位は左右で補い合ってしまうことになる．両眼開放 Esterman 視野を用いた緑内障視野進行様式の検討では，一般的な片眼視野の進行様式とは異なり，左右の視野の重なりのない耳側周辺ならびにマリオット盲点から視野異常が出現し，両眼の視野障害がかなり進行した段階でようやく固視点近傍に感度低下が及んでくることが報告されている[3]．

3．眼球運動，頭位

我々の視覚情報は固視点近傍がもっとも情報量が多い．さらに緑内障性視野障害は後期まで中心視野が残存する特徴を有する．我々は衝動性眼球運動を中心とした高頻度の眼球運動で固視点近傍の情報を更新しており，たとえ周辺部に視野異常を有していても，そこを注視することで常に情報を更新している．緑内障患者では，健常者に比べて多くの衝動性眼球運動を行っているとの報告もある[4]．緑内障患者は，視野障害部位を補填し探索するために，無意識のうちに多くの眼球運動を行っているとも推測される．また，日常生活ではまず対象方向に頭部を向け，その後眼を動かす傾向があることも知られており[5]，たとえ視野が相当量障害されていても，頭位を向けることで広い範囲を補填することができる．

4．補填現象（filling-in phenomenon）

我々は，片眼を遮蔽しても，盲点を周りの背景と同じような色や線，模様，動きとして知覚している．この現象は，古くから補填現象（filling-in phenomenon）として知られており，知覚の欠損を補うための視路の中枢レベルの充填メカニズムである[6)7)]．補填現象は，視野障害がかなり進行した症例でも認められ，緑内障性視野異常が自覚できない大きな要因となっている．

5．視覚的注意，有効視野

Fujimoto は，同一症例において Humphrey 30-2 と 10-2 で視野測定を行い，中心5°内の視野の感度差を調べたところ，同一部位でも 10-2 で測定した場合，感度が有意に高く測定されることを報告している[8]．すなわち視野測定時に視標をランダムに提示する場合でも，10°内という狭い範囲に提示すると視覚的注意により感度が上昇する可能性を示している．逆に，文字を読む等，与えられた課題において，注視点の周りで情報処理が可能な範囲を有効視野と呼び，通常よりも周辺部視野の感度が低下することが知られている．

つまり，我々の視覚は，注意が向けられている部位では，視線そのものを向けなくても感度上昇を認めるが，逆に固視点で何らかの課題を課すと周辺視野の感度は低下する．それが日常生活では周辺の視野欠損になかなか気づきにくい要因となっている．

6．閾値と閾上刺激

視野検査では検査視標が 50％の確率で見える明るさで閾値を決定している．さらに検査自体が 31.5 asb という薄暗い環境で行われている．しかし我々の日常生活では視野検査とは異なり，閾上の非常に明るい世界で日常生活を過ごしており，視野検査の結果との乖離が生まれる要因となっている．

7．アンサンブル知覚[9]

我々は，目に映った情報の特徴を，瞬時に正確に知覚することができる（アンサンブル知覚）．しかし，我々は情報の複数の色や形，大きさ，人の表情等，個々の物体の特徴を，一度に正確に把握しているわけでなく，周辺視野を含めた多くの情報の統計的な規則性を利用することにより，情報を要約として処理している．この処理過程で周辺部の視野欠損情報が補填されている可能性があり，補填現象の1つの理論モデルになりうる可能性もある．

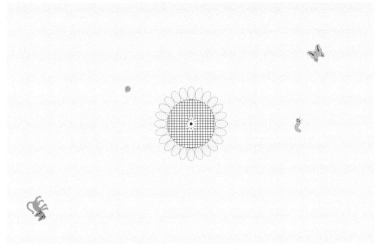

図 1. Clock chart®

Clock chart® は，視野異常自己チェックシートである．片眼を遮蔽し，自己にてチャートを時計のように 15°ずつ回転し，常に 4 つの視標が消えていないかを自己チェックする．

（文献 10 より引用）

視野異常を自己チェックする手法

1．Clock chart®

Clock chart® は，新聞紙面を用いた視野自己チェックシートとして開発された[10]（図 1）．サイズは新聞紙半分の A3 サイズを使用しており，中心から 10°，15°，20°，25°の位置に，それぞれテントウムシ，イモムシ，チョウ，ネコの 4 つが視標として配置されている（図 2）．また，中心 5°にはアムスラーチャートとその周りにひまわりの花びらが配置されており，黄斑疾患を含めた固視点近傍の視野障害にも対応している．Clock chart® では，多数の検査視標を同時に紙面に提示すると補填現象が生じるため，同時に 4 個の視標を各象限に提示している．これは，ヒトが基本的に同時に識別可能な視標数は 4 個以下といわれているためであり，過去の多点刺激タイプの視野計も同時に 4 個までの視標提示となっている．検査方法は，まず自己にて片手で非測定眼を遮蔽し，中心の赤い点を固視する．チャートとの距離を変えていくと，用紙から 30〜40 cm の距離でイモムシが 15°のマリオット盲点に一致し消えるところがある．このように，最初にマリオット盲点を自覚してもらうことで，指標が消えるという感覚を患者に理解してもらう点がこの検査の特徴である．また同

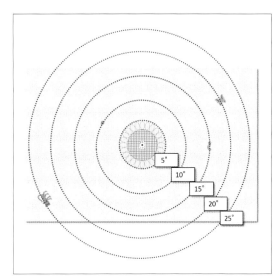

図 2. Clock chart® における 4 つの視標の配置

検査視標として，10°（テントウムシ），15°（イモムシ），20°（チョウ），25°（ネコ）の 4 つのアイテムが配置されている．中心 5°にはアムスラーチャートとその周りにひまわりの花びらが配置されている．

（文献 10 より引用）

時にその距離は検査の最適距離となる．この検査距離を保ちつつチャートを 15°ずつ時計のように回転させ，常に 4 つの視標が見えるかどうかを確認していく．チャートを 360°まわした後，中心のひまわりの花びらに欠けないか，格子に歪みがないかを確認し，他眼も同様に行う．Clock chart®

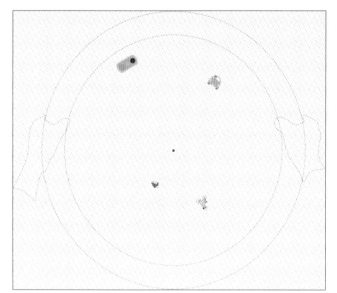

図 3. Clock chart binocular edition(Clock Chart BE)
Clock Chart BE は, 運転免許更新時における視野異常の自
己チェックシートとして開発された. 両眼開放下にハンド
ルを回すように用紙を回転させ, ハンドルのなかの4つの視
標が消えないかをチェックする.

（文献 11 より引用）

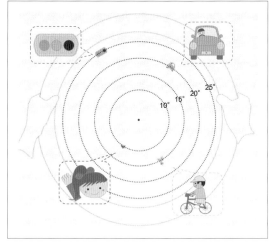

図 4. Clock Chart BE における4つの視標の配置
検査視標として, 10°(子ども), 15°(自転車),
20°(車), 25°(信号)の4つのアイテムが配置され
ている.

（文献 11 より引用）

の感度は, Aulhorn-Greve 変法でステージ 1
(85%), ステージ 2(93%), ステージ 3 以上
(100%)である. 2009 年に全国で新聞広告にて 3
日間 Clock chart® を 62,450,000 枚配布し, WEB
上でも公開した. インターネットによる調査で,
Clock chart® を認知した人が約 1,472 万人, 実際
に使用した人が約 758 万人, 異常を自覚した人が
49 万人, 病院を受診した人が 33 万人, 緑内障と
診断された人が 3 万人であった.

さらに, Clock chart® の応用として, 運転免許
更新時における視野異常の自己チェックを目的
に, Clock chart binocular edition(Clock Chart
BE)(図 3)が開発された[11]. 本邦における普通運
転免許取得基準は, 視力の条件として, 両眼で
0.7 以上, かつ 1 眼でそれぞれ 0.3 以上が必要と
規定されている. 1 眼の視力が 0.3 に満たない者
のみ視野検査が実施され, 視力が良いほうの眼の
視野が, 左右 150° 以上必要とされている. 運転免
許センターにおける視野検査は水平視野計で測定
されているが, この検査で不合格となることは非
常に少ないのが現状である. Clock Chart BE は,
オリジナルの Clock chart® をさらに簡略化し, 用

紙から 30 cm の距離で, 両眼開放下で中心の赤い
点を固視しながらハンドルを回すように用紙を
30° ずつ 360° 回転させ, 10°(子ども), 15°(自転
車), 20°(車), 25°(信号)の4つの視標が消えない
かをチェックしていく(図 4). 非常に簡便な手法
であるが, 運転や日常生活に支障をきたす両眼開
放下においても存在する重度の視野異常の存在を
明確に自覚させることができる. 警察庁の高齢者
講習において視野異常を自覚させるツールとして
の応用が検討されている[12)13).

2. White noise field campimetry

White noise field campimetry は, 画面上に
random noise を表示し, 被検者に視野異常を自覚
させる視野障害検出法である. これは 1989 年に
Aulhorn らにより発表された方法で[14], 本邦でも,
Tübingen Electronic Campimeter(OCLUS 社
製)[15](図 5)や, 家庭用のテレビ画面[16)17)を用いた
報告がされており, それぞれ緑内障患者における
スクリーニングにおける有用性が示されている.
White noise field campimetry は, frequency dou-
bling technology(FDT), flicker defined form
perimetry(FDF), フリッカー視野と同様に, 主

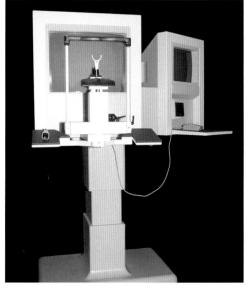

図 5. White noise field campimetry が行える Tübingen Electronic Campimeter（OCLUS 社製）
1989 年に Aulhorn らにより開発されたが，現在は生産が終了している．
（文献 15 より引用）

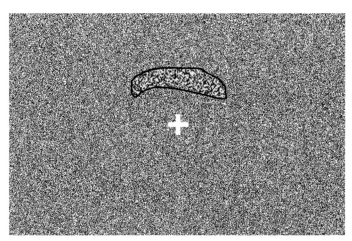

図 6. White noise field campimetry の検査画面
検査画面上では，ランダムに配置された白黒の小さな多数のドットが，高頻度にフリッカーしている．画面中央を片眼で固視すると，緑内障患者では，自分の視野異常に一致した部分のちらつきが消失していることを自覚できる．

に M-Cell 系の網膜神経節細胞の機能を反映すると考えられている．実際の検査では，ランダムに配置された白黒の小さな多数のドットが，高頻度にフリッカーし，画面上に表示される．画面の中央を片眼で固視すると，緑内障患者では，視野異常に一致した部位のちらつきが消失していることを自覚できる（図6）．近年デジタル放送への移行により，アナログテレビの white noise が家庭で作成できなくなったが，同様のランダムノイズは，コンピュータ画面上[18]や iPad[19]でも作成可能であり，インターネットを介した啓発活動が行われている．

おわりに

緑内障患者が自分の視野異常に気づきにくいという点は，日常生活において不必要な不安や不便さを感じることなく生活するための優れた視覚の余剰性ともいえる．しかし一方において，本来の視野進行を見逃し，重症化させてしまう大きな要因にもなりかねず，本稿で述べたような適切な視野異常の自己チェック法の普及は，今後も非常に重要であると考える．

文　献

1) Crabb DP, Smith ND, Glen FC, et al：How does glaucoma look?：patient perception of visual field loss. Ophthalmology, **120**：1120-1126, 2013.
   Summary　緑内障患者の視野障害部位の見え方を調べた研究．
2) Hu CX, Zangalli C, Hsieh M, et al：What do patients with glaucoma see? Visual symptoms reported by patients with glaucoma. Am J Med Sci, **348**：403-409, 2014.
3) Hashimoto S, Matsumoto C, Eura M, et al：Distribution and progression of visual field defects with binocular vision in glaucoma. J Glaucoma, **27**：519-524, 2018.
   Summary　緑内障患者における両眼での緑内障の視野進行様式を調べた研究．
4) Crabb DP, Smith ND, Rauscher FG, et al：Exploring eye movements in patients with glaucoma when viewing a driving scene. PLoS ONE, **5**：e9710, 2010.
5) Einhäuser W, Shumann F, Vockeroth J, et al：Distinct roles for eye and head movements in selecting salient image parts during natural exploration. Ann N Y Acad Sci, **1164**：188-193, 2009.
6) Ramachandran VS, Gregory RL：Perceptual fill-

ing in of artificially induced scotomas in human vision Nature, **350**：699-702, 1991.

7）Abadi RV, Jeffery G, Murphy JS：Awareness and filling-in of the human blind spot：linking psychophysics with retinal topography. Invest Ophtalmol Vis Sci, **52**：541-548, 2011.

8）Fujimoto N：Comparison of a five-degree visual field between two programs of different testing field range. Am J Ophthalmol, **143**：866-867, 2007.

9）Whitney D, Yamanashi LA：Ensemble perception. Annu Rev Psychol, **69**：105-129, 2018.

10）Matsumoto C, Eura M, Okuyama S, et al：CLOCK CHART®：a novel multi-stimulus self-check visual field screener. Jpn J Ophthalmol, **59**：187-193, 2015.
    Summary Clock Chart® の開発の原理と緑内障患者における有用性を示した論文.

11）Ishibashi M, Matsumoto C, Hashimoto S, et al：Utility of CLOCK CHART binocular edition for self-checking the binocular visual field in patients with glaucoma. Br J Ophthalmol, **103**：1672-1676, 2019.

12）大久保堯夫, 町田信夫, 久保田伸枝ほか：高齢者講習における新たな視野検査方法導入に向けた調査研究. 平成 28 年度調査研究報告書, 警察庁委託事業, 1-113, 2017.

13）青木　洋, 岩瀬愛子, 大久保堯夫ほか：「高齢運転者交通事故防止対策に関する提言」の具体化に向けた調査研究に係る視野と安全運転の関係に関する調査研究調査研究報告書. 警察庁委託事業, 1-184, 2019.

14）Aulhorn E, Kost G：Noise-Field Campimetry-A new perimetric method（snow campimetry）. Perimetry Update 1988/1989, Kugler and Ghedini, Amsterdam, pp. 331-336, 1989.

15）宇山孝司, 奥山幸子, 松本長太：緑内障眼における Noise-field Campimeter の使用経験. あたらしい眼科, **9**：1035-1039, 1992.

16）Shirato S, Adachi M, Hara T：Subjective detection of visual field defects using home TV set. Jpn J Ophthalmol, **35**：273-281, 1991.

17）Adachi M, Shirato S：The usefulness of the noise-field test as a screening method for visual field defects. Jpn J Ophalmol, **38**：392-399, 1994.

18）井上　新, 小池英子, 松本長太：ランダムノイズ映像による視野欠損の自覚・CG ノイズとアナログノイズの比較. 第 9 回日本視野画像学会学術集会抄録集, 58, 2020.

19）Ding J, Tecson IC, Ang BCH：The performance of iPad-based noise-field perimeter versus Humphrey Field Analyser in detecting glaucomatous visual field loss. Eye, 1-12, 2021.

MB OCULI. No. 110 : 33 − 41, 2022

特集／どう診る？ 視野異常

緑内障と視野

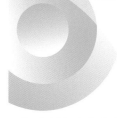

OCULISTA

宇田川さち子[*1]　大久保真司[*2]

Key Words :　緑内障(glaucoma)，視野(visual field)，網膜神経線維走行(distribution of retinal nerve fivers)，光干渉断層計(optical coherence tomography)，RGC displacement

Abstract : 緑内障診療において，眼底検査と視野検査の整合性を確認することは重要なことである．緑内障性視神経症は，網膜神経節細胞およびその軸索である網膜神経線維の障害であるため，緑内障性視野障害は厳密に網膜神経線維の走行に一致する．前視野緑内障，後期緑内障のどの病期においても，黄斑部の構造と quality of vision に直結する中心視野の評価は重要である．黄斑部での構造と機能を評価する際には，RGC displacement を考慮する必要がある．

はじめに

　緑内障診療において，構造(眼底や光干渉断層計(optical coherence tomography：OCT))と機能(視野検査)の整合性を確認することは，非常に重要である．本稿では，緑内障の眼底所見，視野検査の整合性の基本や黄斑部の構造と機能の特徴を整理する．

緑内障とは

　緑内障は，「視神経と視野に特徴的変化を有し，通常，眼圧を十分に下降させることにより視神経障害を改善もしくは抑制しうる眼の機能的構造的異常を特徴とする疾患である」と日本緑内障学会の緑内障診療ガイドラインで定義されている[1]．緑内障に伴う視神経の障害は，緑内障性視神経症(glaucomatous optic neuropathy)と呼ばれ，視神経乳頭の篩状板付近において網膜神経節細胞の軸索である網膜神経線維が障害されることにより，

網膜神経節細胞障害が生じるとされる[2]．その結果として，網膜神経節細胞に対応する網膜神経線維が脱落し，緑内障に特徴的な視神経乳頭陥凹拡大やリムの菲薄化および網膜神経線維層欠損等が生じる．緑内障眼にみられる最も臨床的に認識されている構造的変化は，視神経乳頭の全体的または局所的なリムの菲薄化および視神経乳頭陥凹の三次元的な拡大である(視神経乳頭陥凹拡大)．また，局所的な変化であれば視神経乳頭変化に対応する部位に網膜神経線維層欠損がみられる(図1)．

緑内障性視野障害とは

　視野の古典的な定義は，視線を 1 点に固定したときに見える範囲(動的視野)とされていた．現在では，その広がりよりも，視野内部の「視覚の感度分布」に重点をおいて評価がなされ，臨床的には，自動視野計による静的視野測定が主流となっている．静的視野測定は，視野内の各測定点の決められた検査点での閾値を計測し，網膜感度が算出され，その網膜感度は対数値であるデシベル(dB)で表示される．緑内障による視野障害であるか否かの判断をするには，視神経乳頭のリムの菲薄化やそれにつながる網膜神経線維層欠損といった眼

[*1] Sachiko UDAGAWA, 〒920-8641　金沢市宝町13-1　金沢大学附属病院眼科
[*2] Shinji OHKUBO, 〒920-0811　金沢市小坂町西97-1　おおくぼ眼科クリニック，院長／金沢大学医薬保健研究域医学系眼科学，非常勤講師

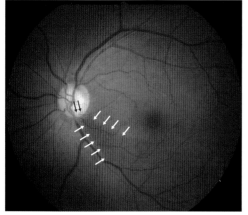

図 1. 眼底の緑内障性変化
視神経乳頭陥凹拡大，視神経乳頭辺縁部(リ
ム)の菲薄化，ノッチング(赤矢印)，網膜神
経線維層欠損(白矢印)がみられる．

底所見と視野障害が対応しているかを確認するこ
とが大きなポイントである．特に疫学調査や臨床
研究では共通の緑内障性視野障害の判定基準が必
要である．現在，自動視野計においては，Ander-
son & Patella の分類の判定基準[3]が広く用いられ
ている．Anderson & Patella の分類の判定基準で
は以下の3つのいずれかを満たす場合を緑内障性
視野障害と判断する(図2)．

①パターン偏差確率プロットが，最周辺部の検
査点を除いてp＜5％の点が3つ以上隣接して存在
し，かつそのうち1点がp＜1％(眼底所見に一致
することが必要)

②パターン標準偏差(pattern standard devia-
tion：PSD)または修正パターン標準偏差(cor-
rected pattern standard deviation：CPSD)がp＜
5％

③緑内障半視野テスト(glaucoma hemifield
test：GHT)が正常範囲外

この3つの基準のうち，①と③は，網膜神経線
維の走行を考慮したものである．特に①に関して
は，網膜神経線維の走行は上下別であるため，上
下半視野にまたがるものは隣接しているとは判断
してはいけない．また，30-2の最周辺部はアーチ
ファクトが生じやすいため，判定の材料に使われ
ないが，①の最周辺部の検査点という表現は30-2
の検査点の76点のなかの最周辺部の意味であり，
24-2の最周辺部の意味ではないということに注

意が必要である．しかし，24-2の検査点の鼻側の
2点に関しては，この2点も含めたほうが鼻側階
段を見逃しにくいという意見もある．しかし，臨
床の場ではこれらの基準を満たさなければ緑内障
と診断ができないわけではなく，眼底所見を参考
に融通性を持った判断が必要といえる．視野検査
の結果は，判定基準となる自動視野計のデータ
ベースに信頼性指標の高いデータが用いられてい
る．そのため，信頼性の高い視野検査の結果を
もって判定を行うべきである．また，1回の視野
検査で判定することなく再現性を確認する必要が
ある．

網膜神経線維の走行(図3)

緑内障の構造と機能(視野)を考えるためには，
まずは，網膜神経線維の走行を理解する必要があ
る．

1．乳頭黄斑線維束

黄斑部にある網膜神経節細胞から生じた網膜神
経線維が鼻側は水平に走って乳頭耳側に水平に入
り，中心窩より耳側の乳頭黄斑線維は水平線から
垂直に出て，鼻側の黄斑線維を囲むように乳頭耳
側に入る[4]．

2．弓状線維

黄斑部よりも耳側周辺部網膜の網膜神経線維か
らなり，水平縫線(temporal raphe)の上下に分か
れて走行して，乳頭黄斑線維束を弓状に囲むよう
に視神経乳頭の上下縁付近に入る．弓状線維で
は，temporal raphe が上下の網膜神経線維の境界
となっているため，上下の網膜神経線維の変化は
独立したものとなる．したがって，視神経乳頭の
上下いずれかに限局した緑内障性変化では，その
視野障害は水平経線を越えて拡大することはない
と考えられていた．しかし，近年OCTにより非
侵襲的にtemporal raphe の位置を同定し，その解
剖学的な位置関係と中心10-2の検査点の関係を
検討した研究によれば，temporal raphe の個人差
によって，解剖学的には上方の網膜に対応する視
野点が，下方に位置することもあることが報告さ

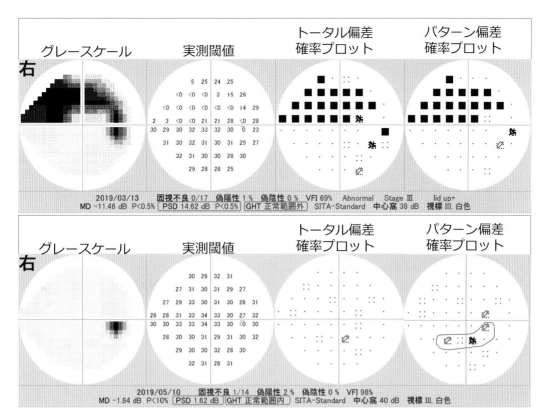

	グレースケール	実測閾値	トータル偏差確率プロット	パターン偏差確率プロット

右

2019/03/13　固視不良 0/17　偽陽性 1%　偽陰性 0%　VFI 69%　Abnormal　Stage Ⅲ　lid up⁺
MD −11.46 dB P<0.5%　PSD 14.62 dB P<0.5%　GHT 正常範囲外　SITA-Standard　中心窩 38 dB　視標 Ⅲ, 白色

	グレースケール	実測閾値	トータル偏差確率プロット	パターン偏差確率プロット

右

2019/05/10　固視不良 1/14　偽陽性 2%　偽陰性 0%　VFI 98%
MD −1.84 dB P<10%　PSD 1.62 dB　GHT 正常範囲内　SITA-Standard　中心窩 40 dB　視標 Ⅲ, 白色

a
b

図 2. Anderson & Patella の分類の判定基準

Anderson & Patella の分類の判定基準を用いるときには，視神経乳頭所見と視野異常が一致することが必要であり，条件は以下の 3 つである．

条件 1：パターン偏差確率プロットが，最周辺部の検査点を除いて p<5% の点が 3 つ以上隣接して存在し，かつそのうち 1 点が p<1%

条件 2：パターン標準偏差（pattern standard deviation：PSD）または修正パターン標準偏差（corrected pattern standard deviation：CPSD）が p<5%

条件 3：緑内障半視野テスト（glaucoma hemifield test：GHT）が正常範囲外

a は，条件 1〜3 すべてに当てはまるため，視神経乳頭所見と一致していれば，緑内障性視野障害と判定できる．

b は，条件 2 と条件 3 は満たしていない．条件 1 のみを満たしているため（パターン偏差確率プロット内の赤丸），視神経乳頭所見と一致していれば，緑内障性視野障害と判定できる．

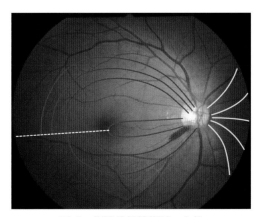

図 3. 網膜神経線維層の走行
　　　白点線：水平縫線
　　　赤線：乳頭黄斑線維束
　　　青線：弓状線維
　　　黄線：放射状線維

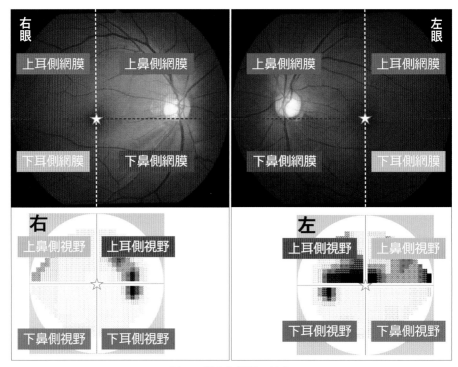

図 4. 眼底と視野の対応

右眼と左眼各々の眼底と視野の対応を示す．緑内障の構造と機能（視野）を理解するうえでは非常に重要である．眼底の中心窩は視野では固視点である（星印）．

視神経乳頭に対応するのは，視野ではマリオット盲点である．マリオット盲点は，固視点の耳側にあり，固視点を通る水平経線のやや下方である．

鼻側網膜は耳側視野，耳側網膜は鼻側視野，上側網膜は下側視野，下側網膜は上側視野と各々対応する．

れている[5]（耳側視野で54.5％，鼻側視野で22.7％の頻度）．したがって，中心10-2の構造と機能の関係を考える際に，神経線維の走行に一致した緑内障性の視野障害が視野の水平経線をまたぐ症例もあることも念頭に置いておく必要がある．

3．放射状線維

鼻側網膜の神経節細胞の神経線維が視神経乳頭の鼻側に視神経乳頭を中心に放射状に入り，耳側視野を担当する．

眼底（構造）と視野（機能）の対応（図4）

眼底の中心窩は視野では固視点である．視神経乳頭は，中心窩の鼻側にあり，視神経乳頭の中心は中心窩を通る水平線のやや上方にある．視神経乳頭に対応するのは，視野ではマリオット盲点である．マリオット盲点は，固視点の耳側にあり，

固視点を通る水平経線のやや下方となる．そして，鼻側網膜は耳側視野，耳側網膜は鼻側視野，上側網膜は下側視野，下側網膜は上側視野と各々対応している．眼底写真（直像）は，「検者側からみた状態」であり，右眼の場合は，視神経乳頭は中心窩の右側にあり，左眼では視神経乳頭は中心窩の左側になる．一方で，視野検査の結果は，「患者側からみた状態」である．そのため，右眼のマリオット盲点は，固視点の右側，左眼のマリオット盲点は，固視点の左側となる．これらを念頭に置き，眼底写真と視野を並べて対応させると，中心窩と視神経乳頭の位置関係はそのまま固視点とマリオット盲点の関係と同じで，上下のみを反転し，両者の整合性を評価することになる．視野障害のみられる緑内障眼においては，網膜神経線維層欠損の形状から想像される視野障害がみられる．

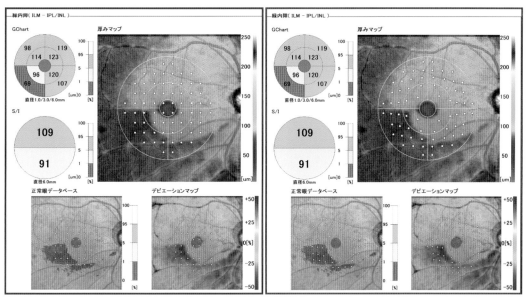

図 5. 視細胞と網膜神経節細胞の位置ずれ（RGC displacement）
OCT の網膜内層厚マップに Humphrey 視野 10-2 の検査点（白丸）と RGC
displacement を補正した 10-2 の検査点を重ねあわせ示す.
左（青枠）が RGC displacement なし，右（赤枠）が RGC displacement あり.

黄斑部の構造と機能

　黄斑部における構造と機能の関係を詳細に検討する場合には，中心窩付近では，解剖学的に視細胞と網膜神経節細胞が位置ずれをきたしている retinal ganglion cell displacement（RGC displacement）を考慮する必要がある[6)7)]. 具体的には，緑内障は光受容細胞である視細胞の障害ではなく，網膜神経節細胞およびその軸索である網膜神経線維の障害である. 通常，緑内障の黄斑部解析では，網膜神経節細胞関連の層である網膜内層を評価している. 近年，OCT の発展により，RGC displacement の重要性が OCT と視野の対応関係の評価を行ううえで，再認識されている[8)9)]. 中心窩近くでは，光を感受する視細胞と網膜神経節細胞の位置がずれる（RGC displacement）ために網膜内層の菲薄化部位のやや中心窩側に感度低下をきたすことは知っておく必要がある（図 5）.

　黄斑部には網膜神経節細胞の 50% が集中して存在し，網膜神経節細胞層は黄斑部近傍で最も厚く[10)]，さらに第一次視覚皮質の 50% は中心視野 10° 内に反映されている[11)]ことからも網膜神経節細胞の評価および第一次視覚皮質の評価において

黄斑部解析が有用である. 緑内障は，早期の段階から網膜内層の菲薄化が生じ[12)]，中～後期の緑内障においては，乳頭周囲網膜神経線維層厚よりも，網膜内層（網膜神経節細胞層＋内網状層）解析のほうが緑内障の進行評価に適していると報告されている[13)14)]. 後期緑内障も，乳頭黄斑線維束が保たれていることが多く，視野としては，求心性視野狭窄や中心視野と分離した周辺視野が残存する症例が多い. 後期緑内障では，OCT の黄斑部解析で乳頭黄斑線維束の評価をすることも大切である（図 6）. 緑内障診療においては早期から後期に至るまで，いずれの病期においても黄斑部の網膜神経節細胞層と中心視野の評価は欠かすことができない存在である. 黄斑部の構造と機能を同時に評価し，緑内障の早期発見や進行の変化を検出することが重要である.

前視野緑内障の構造と機能

　前視野緑内障は，以前から，網膜神経線維層欠損やそれに伴うリムの菲薄化等，緑内障性の構造変化を呈するが，通常の視野計で異常を検出されない症例が preperimetric glaucoma として知られていた. また，Quigley らの剖検眼での研究で

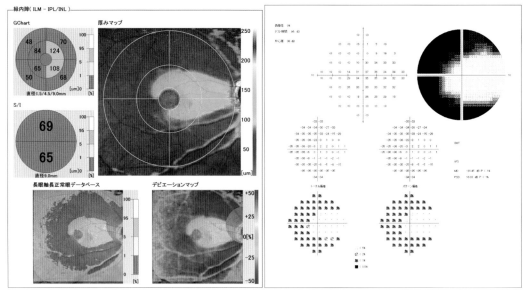

図 6. 47 歳，女性．右眼，原発開放隅角緑内障，線維柱帯切除術後 a｜b
右眼視力（1.2×-5.0），眼軸長：26.45 mm
a：OCT の網膜内層厚マップ．緑色の領域は，乳頭黄斑線維束であり，網膜
　内層厚は保たれている．
b：Humphrey 視野 10-2．10-2 のグレースケールを上下反転して考えると，
　網膜内層厚の厚みが保たれている部位と残存視野の領域が対応しているこ
　とがわかる．

は，通常の静的視野検査で，-5〜-10 dB の感度
低下を示す部位ではすでに網膜神経節細胞の
20〜40％が障害されていることが報告されてい
る[15]．このことからも，緑内障においては通常，
構造変化が機能変化に先行すると考えられてい
る．近年，OCT 等の画像解析装置の進歩に伴い，
わずかな構造変化も捉えることが可能となり，
preperimetric glaucoma が臨床的により多く検出
されるようになってきた．2018 年に発行された緑
内障診療ガイドライン第 4 版[1]では，preperimetric
glaucoma の訳語として，「前視野緑内障」が記載
され，眼底検査において緑内障性視神経乳頭所見
や網膜神経線維層欠損を示唆する異常がありなが
らも，"通常の自動静的視野検査"で視野欠損を認
めない状態を前視野緑内障と称すると記載されて
いる．この"通常の自動静的視野検査"とは，通常
検査点配置が 6°間隔の 30-2 または 24-2 で背景が
白いドーム内に白い視標を呈示する（white on
white）自動静的視野検査を指している．しかし，
通常の視野検査では，検査点が 6°間隔であるた
め，感度低下部位が検出されない可能性もある．

特に，近年 OCT の普及によって黄斑部のわずか
な網膜内層構造の変化も捉えることが可能になっ
たこともあり，前視野緑内障や早期緑内障症例に
対して，中心 10°内を 2°間隔で検査する中心 10-2
のプログラムが注目され，測定の機会も増えてき
ていると思われる[16]．通常の自動視野検査 24-2
で，視野異常がみられない前視野緑内障の 22.7％
に中心 10-2 ですでに視野異常がみられるとの報
告がある[17]（図 7）．このように，眼底検査や黄斑
部 OCT で網膜神経線維層欠損や神経線維走行に
沿った網膜内層の菲薄化がみられる場合は，中心
を密に測定するプログラムを選択し，黄斑部の構
造と機能を評価する必要がある．

眼底対応視野計

前視野緑内障眼や早期緑内障眼の網膜神経線維
層欠損等の異常部位に対して選択的，局所的に視
野を調べる目的で，眼底像を視野計に取り込み，
異常部位を選択的に検査する視野計が「眼底対応
視野計」である．コーワの自動視野計では AP-
5000 から眼底対応視野検査の機能が搭載され，後

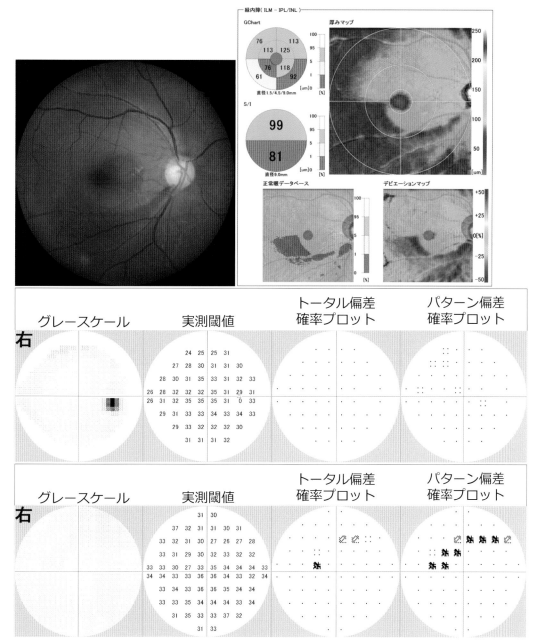

図 7. 60 歳, 女性. 右眼, 前視野緑内障

<table>
<tr><td>a</td><td>b</td></tr>
<tr><td colspan="2">c</td></tr>
<tr><td colspan="2">d</td></tr>
</table>

a：眼底写真. 視神経乳頭の下耳側に乳頭出血, リムの菲薄化, 網膜神経線維層
　 欠損がみられる.

b：OCT の網膜内層厚マップ. 網膜神経線維層欠損と対応する部位に網膜内層
　 厚の菲薄化がみられる.

c：Humphrey 視野 24-2 SITA Standard. Mean deviation（MD）は, 1.71, パター
　 ン標準偏差は 1.58, 緑内障半視野テスト（glaucoma hemifield test）は, 正常範
　 囲内である. Anderson & Patella の分類の判定基準は満たしておらず, 緑内障
　 診療ガイドライン（第4版）で示されている前視野緑内障の定義に合致している.

d：Humphrey 視野 10-2 SITA Standard. MD は 0.69, パターン標準偏差は 2.09
　 （p＜2%）である. パターン偏差確率プロットで, 下耳側の網膜神経線維層欠損
　 に対応する上視野側に連続する感度低下がみられる.

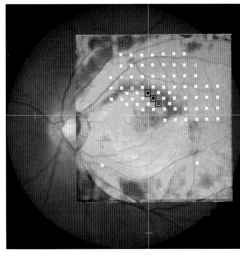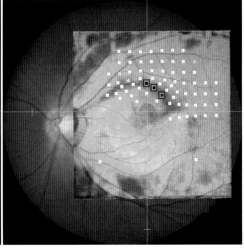

図 8.

a | b

a：AP-7700 の検査結果（RGC displacement は補正なしのパターン偏差確率
プロット）．パターン偏差確率プロットで有意に感度が低下している点と
OCT の GCC（ganglion cell complex）の菲薄化部位にずれがみられる．

b：AP-7700 の検査結果（RGC displacement は補正ありのパターン偏差確率
プロット）．OCT の GCC（ganglion cell complex）の菲薄化部位に一致して，
パターン偏差確率プロットにおいて有意に感度が低下している．

継機種の開発とともに進化している．現在市販さ
れている AP-7700 では日本人の周辺視野を含め
た年齢別の正常人データベースが搭載され[18]，各
検査ポイントでのトータル偏差の確率プロットの
表示が可能となっている．現在では，AP-7700 に
OCT の広範囲黄斑部網膜内層厚のマップを眼底
写真と重ね合わせた画像を取り込み，検査が開始
される直前に眼球回旋の補正を行って OCT 対応
視野検査をより正確に評価できるようになってい
る．緑内障眼の局所の構造と機能の関係を評価す
るにあたっては，RGC displacement を考慮する必
要があるため[6)〜9)]，AP-7700 では，測定結果を
RGC displacement を補正していない状態と補正
した状態の両方で表示することができ，構造と機
能が視覚的に理解しやすくなっている（図 8）．

おわりに

緑内障性視神経症は，網膜神経節細胞およびそ
の軸索である網膜神経線維の障害であるため，緑
内障性視野障害は厳密に網膜神経線維の走行に一
致する．前視野緑内障，後期緑内障のどの病期に
おいても，黄斑部の構造と quality of vision に直
結する中心視野の評価は重要である．そして，黄

斑部での構造と機能を評価する際には，RGC dis-
placement を考慮する必要がある．

文 献

1) 日本緑内障学会緑内障診療ガイドライン作成委
員会：緑内障診療ガイドライン 第 4 版．日眼会
誌，**122**：5-53，2018．
Summary 緑内障診療や緑内障の臨床研究を行
ううえで，何よりも先にガイドラインを読むこと
をお勧めする．

2) Vrabec JP, Levin LA：The neurobiology of cell
death in glaucoma. Eye, **21**：S11-S14, 2007.

3) Anderson DR, Patella VM：Automated Static
Perimetry. 2nd edition, Mosby, St. Louis, pp.
121-190, 1999.

4) Hogan MJ, Alvarado JA, Weddell JE：Histology
of the human eye. WB Saunders, Philadelphia, p.
536, 1971.

5) Tanabe F, Matsumoto C, McKendrick AM, et
al：The interpretation of results of 10-2 visual
fields should consider individual variability in
the position of the optic disc and temporal
raphe. Br J Ophthalmol, **102**：323-328, 2018.

6) Sjöstrand J, Popovic Z, Conradi N, et al：Morpho-
metric study of the displacement of retinal gan-
glion cells subserving cones within the human

fovea. Graefes Arch Clin Exp Ophthalmol, **237**：1014-1023, 1999.

7）Drasdo N, Millican CL, Katholi CR, et al：The length of Henle fibers in the human retina and a model of ganglion receptive field density in the visual field. Vision Res, **47**：2901-2911, 2007.

8）Raza AS, Cho J, de Moraes CG, et al：Retinal ganglion cell layer thickness and local visual field sensitivity in glaucoma. Arch Ophthalmol, **129**：1529-1536, 2011.

9）Ohkubo S, Higashide T, Udagawa S, et al：Focal relationship between structure and function within the central 10 degrees in glaucoma. Invest Ophthalmol Vis Sci, **55**：7479-7485, 2014.
Summary 緑内障眼における中心 10°以内視野感度の局所的な構造との関係を評価するためには黄斑部網膜内層厚のどの層が最も有用か，また，網膜神経節細胞（retinal ganglion cell：RGC）displacement に対する補正が必要になるのはどの層かについて検討した論文．網膜内層厚（網膜神経線維層＋網膜神経節細胞層＋内網状層）が最も有用なパラメータであり，黄斑部の構造と機能を評価する際には RGC displacement の補正が不可欠である．

10）Curcio CA, Allen KA：Topography of ganglion cells in human retina. J Comp Neurol, **300**：5-25, 1990.

11）Levi DM, Klein SA, Aitsebaomo AP：Vernier acuity, crowding and cortical magnification. Vision Res, **25**：963-977, 1985.

12）Tan O, Chopra V, Lu AT, et al：Detection of macular ganglion cell loss in glaucoma by Fourier-domain optical coherence tomography. Ophthalmology, **116**：2305-2314, 2009.

13）Shin JW, Sung KR, Lee GC, et al：Ganglion Cell-Inner Plexiform Layer Change Detected by Optical Coherence Tomography Indicates Progression in Advanced Glaucoma. Ophthalmology, **124**：1466-1474, 2017.

14）Belghith A, Medeiros FA, Bowd C, et al：Structural Change Can Be Detected in Advanced-Glaucoma Eyes. Invest Ophthalmol Vis Sci, **57**：511-518, 2016.

15）Quigley HA, Dunkelberger GR, Green WR：Retinal ganglion cell atrophy correlated with automated perimetry in human eyes with glaucoma. AM J Ophthalmol, **107**：453-464, 1989.

16）Nakano N, Hangai M, Nakanishi H, et al：Macular ganglion cell layer imaging in preperimetric glaucoma with speckle noise-reduced spectral domain optical coherence tomography. Ophthalmology, **118**：2414-2426, 2011.

17）Traynis I, De Moraes CG, Raza AS, et al：Prevalence and nature of early glaucomatous defects in the central 10°of the visual field. JAMA Ophthalmol, **132**：291-297, 2014.
Summary 前視野緑内障の症例で Humphrey 視野 24-2 が正常な症例のうち 10-2 で異常がみられる症例の頻度は 23％であったという論文．

18）宇田川さち子，大久保真司，東出朋巳ほか：コーワ AP-7000™ と Humphrey 視野計における緑内障診断力の検討．日眼会誌, **121**：915-922, 2017.

Monthly Book

OCULISTA
オクリスタ

2019.**3**月増大号

No.
72

Brush up
眼感染症
―診断と治療の温故知新―

編集企画

江口　洋 近畿大学准教授

2019年3月発行　B5判　118頁　定価5,500円（本体5,000円＋税）

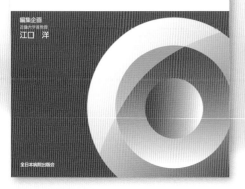

眼感染症をエキスパートが徹底解説した増大号。
主な疾患の**診断と治療**、眼感染症に関わる**最新知識**、
気になる**トピックス**まで幅広く網羅。
日常診療に必ず役立つ1冊です！

全日本病院出版会　〒113-0033　東京都文京区本郷 3-16-4　Tel：03-5689-5989
www.zenniti.com　　　　　　　　　　　　　　　　　　　　　Fax：03-5689-8030

MB OCULI. No. 110：43−48, 2022

特集／どう診る？　視野異常

神経眼科疾患と視野

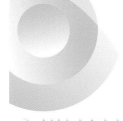

坂本麻里*1　中村　誠*2

Key Words： 神経眼科疾患(neuro-ophthalmic disorder)，視野(visual field)，視神経(optic nerve)，視交叉(chiasm)，視索(optic tract)，視放線(optic radiation)

Abstract： 神経眼科疾患における視野障害は，障害部位によって特徴的な視野のパターンを呈する．本稿では，視路を視神経，視交叉，視索，視放線以降に分けて，部位別に視野障害の特徴を概説する．特徴的な視野障害をおさえれば，原因疾患の局在診断，早期発見，治療につなげることができ，日常診療において非常に有用である．

はじめに

　神経眼科疾患では，頭蓋内のさまざまな病態により，視覚伝導路(視路，visual pathway)や眼球運動系(oculomotor system)，あるいはその両方が障害される．視路が障害されると何らかの視野障害をきたすが，視路における神経線維の走行は規則的であり，障害部位により特徴的な視野障害をきたす．本稿では，神経眼科疾患における視野障害について，視路の部位別にその特徴を概説する．

視　路

　視路は，網膜の光受容器である2種類の視細胞(錐体，杆体)から始まる．視細胞(第1ニューロン)からの入力は双極細胞(第2ニューロン)，網膜神経節細胞(第3ニューロン)に入り，網膜神経節細胞の軸索は視神経乳頭に集まり，篩状板を経て視神経となる．視神経は，眼窩内をS状に走行し

視神経管から頭蓋内へ入り，トルコ鞍前上方で視交叉を形成する．視交叉では，左右眼の鼻側網膜由来の神経線維(53%)のみが交叉し，耳側網膜由来の神経線維(47%)は交叉しない．視交叉を出た神経線維は視索となり，外側膝状体でニューロンを変え，視放線となり後頭葉の一次視覚野へ至る．視路と，その障害部位別の視野障害のパターンを図1に示す[1]．

視神経

　視神経の障害では，障害側の片眼性の視野障害をきたす(図1-①)．原因疾患には，各種視神経炎や視神経症(虚血性，圧迫性，感染性，中毒性，遺伝性，外傷性等)等がある．球後視神経は周辺から血流が供給されており中心部は炎症や虚血に脆弱であることから，一般的に中心暗点をきたすことが多いが，弓状暗点，水平半盲等さまざまなパターンを取りうる．我が国における視神経炎の多施設研究では，抗ミエリンオリゴデンドロサイト(MOG)抗体陽性視神経炎では95%が中心暗点をきたしたのに対し，抗アクアポリン4(AQP4)抗体陽性視神経炎で中心暗点をきたした症例は46%で，水平半盲(22%)や耳側半盲(7%)もみら

*1 Mari SAKAMOTO，〒650-0017　神戸市中央区楠町 7-5-2　神戸大学大学院医学研究科外科系講座眼科学分野，助教
*2 Makoto NAKAMURA，同，教授

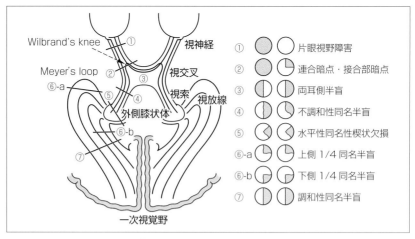

図 1. 視路と部位別視野欠損のパターン

(文献 1 より改変)

れた[2]．特発性視神経炎で下水平半盲様の視野障害を呈した実際の症例を図 2 に示す．

視交叉

視交叉病変では，視交叉の中央が障害されれば両眼の鼻側網膜由来の交叉線維が障害されるため，典型的な両耳側半盲を呈する（図 1-③，図 3）．しかし，原因病巣と視交叉との解剖学的な位置関係により，両耳側半盲以外の視野障害を呈することもある．病巣が偏位し，視交叉中央ではなく左右どちらかの視神経・視交叉の移行部付近が障害された場合，接合部暗点（junctional scotoma）と呼ばれる特徴的な視野障害を呈する（図 1-②，図 4）．これは，下鼻側網膜由来の交叉線維は，視交叉で交叉した後に前方の視神経にいったん侵入してから後方に走行する（Wilbrand's knee）ため[3]，視神経・視交叉接合部の障害により，障害側の視神経障害（中心暗点や視力喪失）と反対側の上耳側1/4盲をきたしたものである．Wilbrand's knee や接合部暗点については否定的な報告もあり[4)5]，未だ不明な点もあるものの，接合部暗点を認めた場合，その病変の局在診断的価値は極めて高く，是非覚えておきたい．

視索

視交叉を出た後，外側膝状体までの神経線維が視索（optic tract）である．視索には同側眼の耳側網膜由来の線維と反対眼の鼻側網膜由来の交叉線維が含まれるため，視索が障害されると同名半盲（患眼の鼻側および反対眼の耳側の半盲）をきたす（図 1-④，図 5）．また，視索には対光反射の求心路も含まれ，外側膝状体の直前で視索から分かれる．上述の通り，視交叉で交叉する線維のほうが非交叉線維よりも多いため，視索の障害では反対眼に相対的瞳孔求心路障害（relative afferent pupillary defect：RAPD）を認める．

外側膝状体

網膜神経節細胞の軸索は，外側膝状体でニューロンを変える．外側膝状体は，中央1/3は後大脳動脈の分枝である外脈絡叢動脈から栄養され，内側1/3と外側1/3は内頸動脈分枝の前脈絡叢動脈で栄養されている．そのため，外側膝状体に限局した病変では，外脈絡叢動脈支配領域の障害では同名水平楔状欠損（図 1-⑤），前脈絡叢動脈支配領域の障害では，その逆の同名四重分画盲を呈する．原因疾患としては，栄養血管の梗塞が多いが，外傷，多発性硬化症等もみられる．また，前述のように対光反射の求心路は外側膝状体の直前で視索から分かれ視蓋前域に達するため，外側膝状体の障害では対光反射に異常を示さず，視野障害に左右差があっても RAPD は認めない．

視放線以降

視放線は外側膝状体の神経細胞の軸索であり，その障害では対側の同名半盲を呈する．上方視野

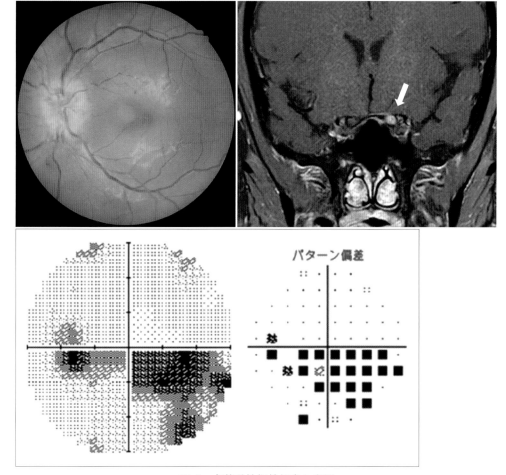

図 2. 左特発性視神経炎の症例

視神経乳頭の発赤腫脹を認め，ガドリニウム造影 MRI で左視神経に炎症を認めた（白矢印）．
視野は下方の水平半盲様の視野障害を呈した．抗 AQP4 抗体および抗 MOG 抗体はともに陰性
であった．

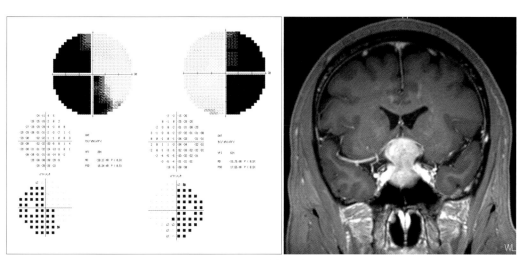

図 3. 巨大な下垂体腺腫の症例

両耳側半盲を呈し，下方は正中線を越えて鼻側にも視野障害を認める．

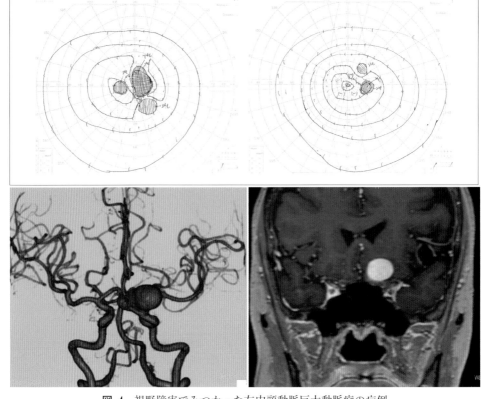

図 4. 視野障害でみつかった左内頸動脈巨大動脈瘤の症例
左眼の中心暗点と，右眼上耳側 1/4 半盲を認める(接合部暗点).

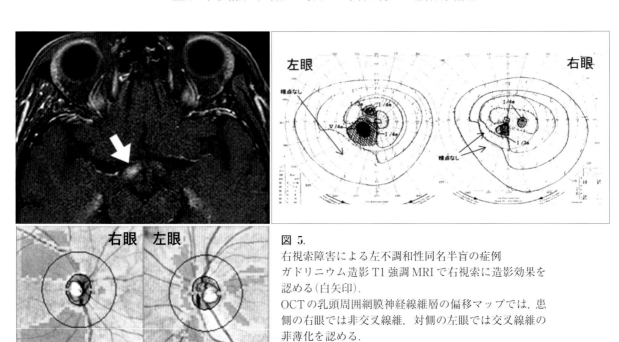

図 5.
右視索障害による左不調和性同名半盲の症例
ガドリニウム造影 T1 強調 MRI で右視索に造影効果を
認める(白矢印).
OCT の乳頭周囲網膜神経線維層の偏移マップでは，患
側の右眼では非交叉線維，対側の左眼では交叉線維の
菲薄化を認める.

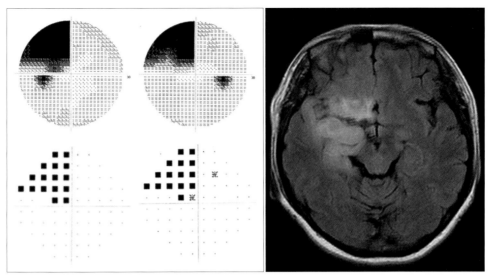

図 6. 右側頭葉腫瘍に対し開頭手術と放射線照射後の症例
左上側 1/4 同名半盲を呈する.

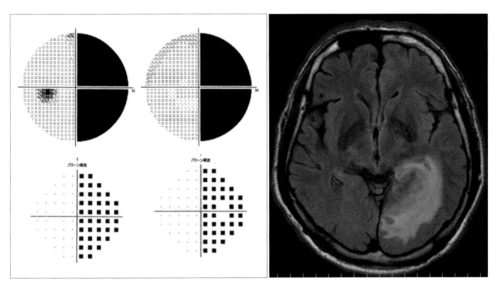

図 7. 左後頭葉悪性リンパ腫の症例
MRI FLAIR 画像で左後頭葉に広範囲に高信号の病巣を認め,
視野は右調和性同名半盲を呈する.

に対応する下方網膜からの神経線維は,外側膝状体を出た後,いったん前下方の側頭葉に向かってから後方へ向かい(Meyer's loop),鳥距溝に入る.側頭葉病変では,対側の同名 1/4 盲がみられるが,特に Meyer's loop 付近の障害では,左右非対称の楔状の上側 1/4 同名半盲を呈し,pie-in the sky とも呼ばれる(図 1-⑥a,図 6).一方,上方網膜(下方視野)からの線維はそのまま背側に走り鳥距溝に入るため,これらの線維の障害では下側

1/4 同名半盲を呈する(図 1-⑥b).頭頂葉病変では左右非対称な下側 1/4 同名半盲を呈する.病変が大きく視放線全体に及ぶときは,左右対称性の完全な同名半盲をきたす(図 1-⑦,図 7).

後頭葉の障害では,同名半盲時に,両眼の中心部の視機能が残存することがあり,黄斑回避(macular sparing)と呼ばれる[5)6)].黄斑回避のメカニズムには,黄斑部が両側支配性であるという説と,後頭葉の循環動態による説がある.後頭葉

は，大部分が後大脳動脈に支配されているが，一部中大脳動脈の分枝からも栄養されている．また，中心視野に対応する線維は，一次視覚野において，後頭葉後極から前方に向かって広い範囲に投影されており，中心10°内の視野は，一次視覚野の約50％を占めるとされる[6)7)]．後頭葉の血管支配や，一次視覚野の位置，大きさは個人差が大きいものの，多くの人では一次視覚野に中大脳動脈からの血流もあるため，後大脳動脈が閉塞しても，一次視覚野の広い範囲を占める中心の視機能は保存されると考えられている[7)]．

おわりに

神経眼科疾患においては，特徴的な視野障害のパターンを理解することにより，障害部位を推測し，原因疾患の早期発見と早期治療に結び付けることができる．

文　献

1) 中村　誠：視路疾患の視野．あたらしい眼科，**37**(9)：1153-1156，2020．

2) Ishikawa H, Kezuka T, Shikishima K, et al：Epidemiologic and Clinical Characteristics of Optic Neuritis in Japan. Ophthalmology, **126**(10)：1385-1398, 2019.
   Summary 日本における視神経炎の臨床的および疫学的特徴を明らかにした初の多施設研究．

3) Shin RK, Qureshi RA, Harris NR, et al：Wilbrand knee. Neurology, **82**(5)：459-460, 2014.
   Summary 有髄神経線維の光反射の異方性を利用した正常眼視交叉のイメージングにより，Wilbrand's knee を支持する神経線維の走行を描出した報告．

4) Horton JC：Wilbrand's knee of the primate optic chiasm is an artefact of monocular enucleation. Trans Am Ophthalmol Soc, **95**：579-609, 1997.

5) Lee JH, Tobias S, Kwon JT, et al：Wilbrand's knee：does it exist? Surg Neurol, **66**(1)：11-17, discussion 17, 2006.

6) Horton JC, Hoyt WF：The Representation of the Visual Field in Human Striate Cortex：A Revision of the Classic Holmes Map. Arch Ophthalmol, **109**(6)：816-824, 1991.

7) Horton JC, Economides JR, Adams DL：The Mechanism of Macular Sparing. Annu Rev Vis Sci, **7**：155-179, 2021.
   Summary 黄斑回避のメカニズムについての最新のレビュー論文．

MB OCULI. No. 110 : 49－59, 2022

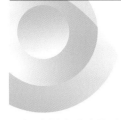

特集／どう診る？ 視野異常

網膜疾患と視野

國吉一樹*

Key Words : 視野(visual field)，網膜(retina)，遺伝性網膜ジストロフィ(inherited retinal dystrophy)，網膜色素変性(retinitis pigmentosa)，急性帯状潜在性網膜外層症(acute zonal occult outer retinopathy : AZOOR)

Abstract：網膜疾患に対する視野検査は，イメージング検査に比較して優先順位が低い．しかし視野は患者の自覚症状，そして病態をよく反映するので，網膜疾患にぜひとも活用したい検査である．

　網膜疾患に対する視野検査には，ゴールドマン視野計がもっとも適している．一般に普及している自動視野計は周辺視野の把握には不向きだが，黄斑付近の視感度を測定することにより視機能をより正確に把握することが可能である．

　本稿では，視野検査が活躍できる網膜疾患として，遺伝性網膜ジストロフィ(網膜色素変性，Usher 症候群，コロイデレミア，小口病，進行性錐体ジストロフィ)，糖尿病網膜症，網膜中心動脈閉塞症，急性帯状潜在性網膜外層症(AZOOR)，多発消失性白点症候群(MEWDS)，多巣性脈絡膜炎(MFC)，トキソカラ症を挙げ，代表症例を提示して解説した．

はじめに

　網膜疾患は「眼底をみれば診断できる」疾患が多いので，視野検査の優先順位は低いかもしれない．しかし，視野は患者の自覚症状をもっともよく反映し，興味深い結果を示すことが多い．本稿では，視野検査が活躍できる網膜疾患をいくつか挙げ，その代表症例を提示して解説する．

網膜疾患の視野測定と注意点

1．網膜疾患の視野測定に適した視野計

　ヒトの正常視野は，鼻側は 80°，耳側は 90〜100° 程度にまで広がっている．この広い範囲にわたって視野異常を短時間で把握するには，ゴールドマン視野計が最も向いている(図 1)．

　現在普及している自動視野計は，中心 30° 以内

を測定するものがほとんどである．したがって周辺視野の異常は検出できない．しかし黄斑付近の視感度を測定することにより視機能をより正確に把握することが可能である．

2．網膜疾患の視野測定とその条件

　現在の視野検査の測定条件(背景光や視標の輝度等)は，光源の輝度等の技術的な側面により決定された経緯がある．しかし網膜疾患，特に視細胞疾患は，その順応状態により視感度が大きく変化する．したがって，規定の測定条件で記録した視野は網膜疾患の一側面を表しているに過ぎず，疾患によっては異常を検出できないことがある(図 2)．

症例提示①：遺伝性網膜ジストロフィ

　遺伝性網膜ジストロフィには多くの疾患が含まれ，眼底や網膜電図(electroretinogram：ERG)等の所見により分類される．それに加えて光干渉断

* Kazuki KUNIYOSHI，〒589-8511　大阪狭山市大野東 377-2　近畿大学医学部眼科学教室，准教授

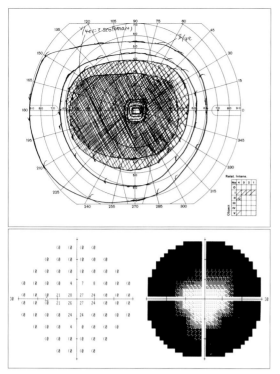

図 1. 網膜色素変性のゴールドマン動的
　視野検査(a)とハンフリー静的視野
　検査の結果(b)
$\frac{a}{b}$

同一患者で記録した．ゴールドマン視野
計の検査範囲は半径 90°強，ハンフリー
静的視野の検査範囲は半径 30°である．

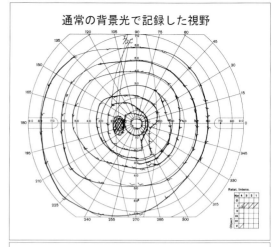

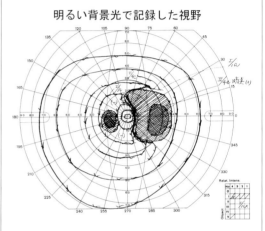

図 2. 通常の背景光(a)と，高輝度の背景光
　(b)で記録したゴールドマン視野計に
　よる動的視野
$\frac{a}{b}$

急性帯状潜在性網膜外層症(acute zonal
occult outer retinopathy：AZOOR)の視野．
同一患者，同一日に記録した．この患者で
は，通常の背景光で記録した視野はほとん
ど正常だったが(a)，背景光の輝度を上げて
記録すると，鼻側に大きな暗点が検出され
た(b)．

層計検査(optical coherence tomography：OCT)
や眼底自発蛍光検査の所見は，その病態把握に非
常に有用である．近年は原因遺伝子により分類さ
れることもあるが，眼科領域の遺伝子検査は健康
保険の適用になっていない．

1. 網膜色素変性①(図 3)

　症　例：41 歳，男性．小学校時代から夜盲を自
覚していた．20 歳代なかばから足元のものをよく
蹴飛ばすようになり，近医で網膜色素変性と診断
された．最近は介助なしに歩行することが困難
で，明るいところでも白く曇って見づらい．視力
は，右 0.1(0.3×S＋2.0 D＝C－1.75 D Ax30°)，
左 0.2(0.4×S＋1.25 D＝C－1.5 D Ax130°)．眼
底には色素沈着を伴うびまん性の網膜変性があ
り，網膜血管は狭細化していた．視野検査を行う
と著しい求心性の視野狭窄を示した(図 3-b)．

　解　説：本症例は典型的な網膜色素変性で，「定

型網膜色素変性」と呼ばれる．網膜色素変性は
1857 年に Donders により最初に報告された症候
群で，遺伝性網膜ジストロフィのなかでは最も頻
度が高く，本邦の有病率は約 4,000 人に 1 人であ
る．網膜色素変性は杆体障害に始まり，末期には
錐体も障害される．したがって主訴は夜盲に始ま
り，続いて求心性の視野狭窄を示す．網膜色素変
性は他の臓器に異常を伴う症候性と，他の臓器に
異常を伴わない非症候性に分類される．

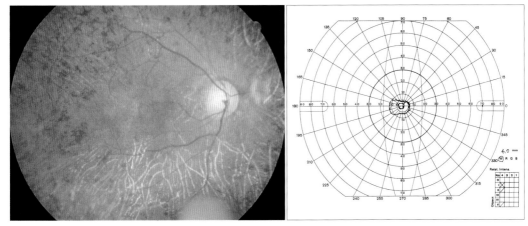

a|b　**図 3**. 定型網膜色素変性の眼底(a)とゴールドマン視野計による動的視野(b)

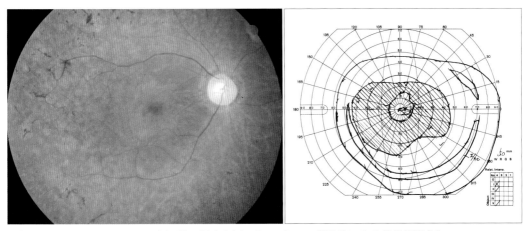

a|b　**図 4**. Usher 症候群の眼底(a)とゴールドマン視野計による動的視野(b)

2．網膜色素変性②：Usher 症候群(図 4)

症　例：40 歳，男性．両親はいとこ結婚．幼少時から難聴があり，夜盲を自覚していた．小学校高学年のときに近医で網膜色素変性と診断された．視力は，右 0.06(0.1×S−4.5 D＝C−1.75 D Ax130°)，左 0.08(0.1×S−4.0 D＝C−2.5 D Ax20°)．眼底には色素沈着を伴うびまん性の網膜変性があり，視野では輪状の暗点を示した(図 4-b)．

解　説：Usher 症候群は症候性網膜色素変性の代表的疾患で，感音性難聴を伴う．Usher 症候群は，先天性で高度の難聴と前庭障害を伴い小児期に網膜色素変性を発症する type 1，先天性で中等度の難聴を伴い 10 歳代以降に網膜色素変性を発症する type 2，10〜30 歳代以降に進行性の難聴と網膜色素変性を発症する type 3 に分類される．本症例は type 2 である．

3．網膜色素変性③(図 5)

症　例：30 歳，男性．母方の祖父は全盲で，母方のいとこに視力障害がある．幼少時から夜盲を自覚し，視力が低下した．視力は，右 0.02(矯正不能)，左 0.03(矯正不能)．眼底には後極部に色素沈着を伴う網膜変性があり，視野検査を行うと大きな中心暗点を示した(図 5-b)．遺伝子検索の結果，*RP2* 遺伝子に異常が発見された．

解　説：本症例は X 連鎖遺伝を示す網膜色素変性で，大きな中心暗点を示した．原因遺伝子とその視野変化に相関があるのかどうかはまだ不明であり，今後の研究が待たれる．

4．網膜色素変性④(図 6)

症　例：15 歳，男性．幼少時から夜盲を自覚していた．視力は，右 0.2(1.0×S−1.75 D＝C−0.75 D Ax180°)，左 0.1(1.0×S−3.25 D＝C−1.0 D Ax175°)．眼底には明らかな網膜変性はみ

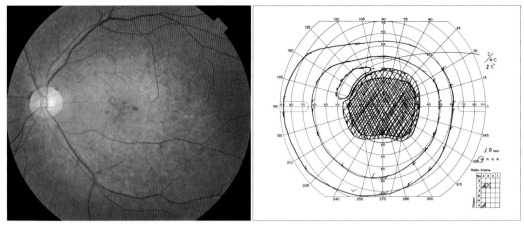

図5. 後極部に変性が強い網膜色素変性の眼底(a)と
ゴールドマン視野計による動的視野(b)

a|b

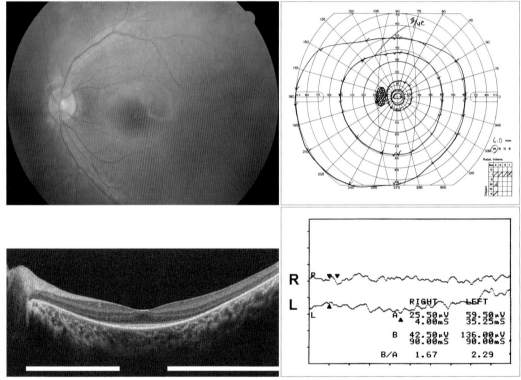

図6. 眼底異常が軽度の網膜色素変性の眼底(a)，ゴールドマン視野計による
動的視野(b)，光干渉断層計検査(optical coherence tomography：OCT)
(c)，網膜電図(electroretinogram：ERG)(d)の結果

a|b
c|d

られなかったが，網膜血管は狭細化していた．視
野検査を行うと I 4 イソプタが狭窄しており，
OCT では黄斑外の外顆粒層と ellipsoid zone が消
失していた(図6-c：白線部)．ERG は消失型で
あった(図6-d)．

　解　説：本症例はまだ眼底の異常が軽度の網膜
色素変性である．網膜色素変性は初期から夜盲症

状を自覚することが多く，眼底所見に比較して
OCT や ERG に顕著な異常を示す．ゴールドマン
動的視野検査の結果では V 4 や III 4 イソプタに惑
わされず，I 4 イソプタの狭窄に着目すべきであ
る．

5．コロイデレミア(図7)

　症　例：35歳，男性．母方の祖父が失明してお

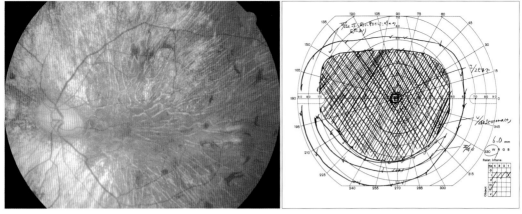

a | b

図 7. コロイデレミアの眼底(a)とゴールドマン視野計による動的視野(b)

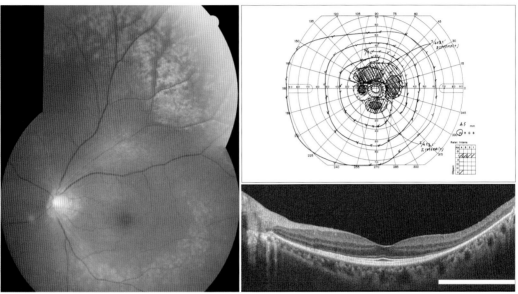

a | b / c

図 8. 網膜変性をきたした小口病の眼底(a)とゴールドマン視野計による
動的視野(b),OCT(c)

り,いとこが網膜変性症と診断されている.物心ついた頃から夜盲を自覚し,20歳を超えてから視力低下と視野狭窄を自覚した.視力は,右0.02(0.06×S−4.0 D),左0.04(0.1×S−4.25 D=C−1.5 D Ax35°).眼底にはびまん性の脈絡膜萎縮があった.視野検査を行うと大きな輪状の暗点を示した(図7-b).

解 説:コロイデレミアは進行性の脈絡膜萎縮を本態とし,X連鎖遺伝形式をとる.患者は幼少期からの夜盲と重篤な視覚障害を呈するが,保因者の女性にも網膜色素上皮の色素ムラ等,軽度の眼底変化を呈することが多い.

6.小口病(図8)

症 例:71歳,女性.物心ついた頃から夜盲を自覚し,暗いところは1人で歩けない.最近,ものを見落とすことがある.視力は,右0.2(1.2×S−1.5 D=C−1.75 D Ax90°),左0.15(1.2×S−2.25 D=C−0.75 D Ax90°).眼底は血管アーケード付近の網膜色素上皮に軽度の変性があり,周辺には金箔様反射が認められた(図8-a).視野検査を行うと不完全な輪状暗点を示し,OCTでは外顆粒層とellipsoid zoneの消失を認めた(図8-c:白線部).遺伝子検索の結果,SAG遺伝子に異常を認めた.

解 説:小口病は1907年に小口忠太により最初

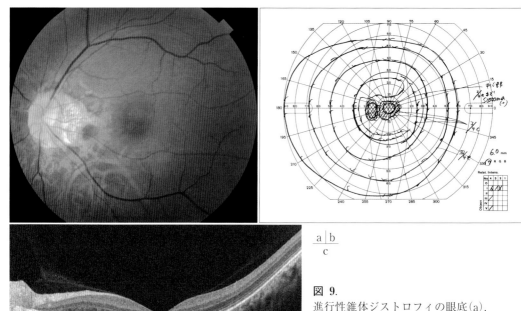

a	b
c	

図 9.
進行性錐体ジストロフィの眼底(a),
ゴールドマン視野計による動的視野
(b), OCT(c)

に報告された先天性の夜盲症で,眼底は独特の金箔様反射を呈する.小口忠太はその視野を「明所ニテハ視野変状ナケレモ暗クナルニ従ヒ求心性ニ狭窄ス」と記している.本疾患は先天性で進行しないとされているが,中年以降に網膜変性をきたす可能性が指摘されている.本症例では進行する網膜変性を認めたが,遺伝子検索の結果,小口病と診断した.

7. 進行性錐体(-杆体)ジストロフィ(図9)

症 例:32歳,男性.父親の視力が不良である.小学校高学年から羞明があり,高校生時代から両眼の視力が低下した.視力は,右0.06(0.2×S 1.75 D=C − 0.5 D Ax155°),左0.06(0.2×S−1.25 D=C−0.75 D Ax25°).眼底は正常であったが,視野には両眼に小さな中心暗点を示し,OCTで中心窩下のellipsoid zoneが消失していた(図9-c:矢印).ERGでは錐体反応が著しく減弱していた.

解 説:進行性錐体(-杆体)ジストロフィは,錐体障害が先行し,進行すると杆体も障害される(錐体-杆体ジストロフィ).症状は羞明に始まり,続いて視力が低下して色覚異常を自覚する.眼底

は,約90%に黄斑変性を認めるが,約10%は正常である.診断には錐体ERGの減弱所見が重要である.視野では,まず黄斑部の感度が低下して,末期には周辺視野が狭窄する.

症例提示②:糖尿病網膜症と網膜循環障害

1. 糖尿病網膜症(図10)

症 例:57歳,男性.26歳のときに糖尿病と診断され,以来,インスリンを使用している.40歳のときに両眼の増殖糖尿病網膜症で手術を受けたが,左眼は失明した.現在の視力は,右0.01(0.02×S−3.5 D),左光覚なし.眼底は汎網膜光凝固が施行され視神経乳頭は蒼白であった.視野検査を行うと著しい視野狭窄を示した(図10-b).

解 説:糖尿病網膜症の診療ではイメージング検査が主役となる.しかし進行すると網膜や視神経の虚血により視野狭窄を呈するので,病態把握や視覚身体障害の診断に視野検査は有用である.

2. 網膜中心動脈閉塞症(図11)

症 例:高血圧症の内服治療を受けている71歳の女性.右眼が突然見えなくなった.受診時の右視力は手動弁.右眼底は網膜の蒼白とcherry red

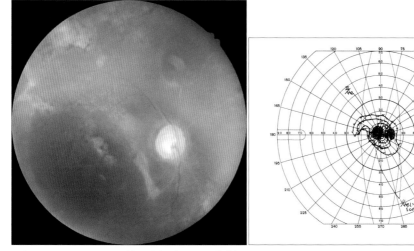

a | b 図 10. 糖尿病網膜症の眼底(a)とゴールドマン視野計による動的視野(b)

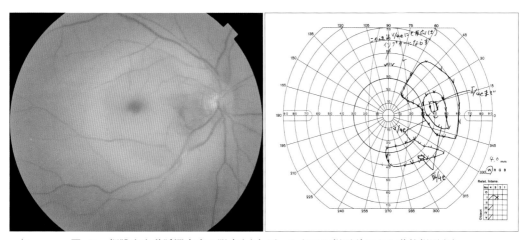

a | b 図 11. 網膜中心動脈閉塞症の眼底(a)とゴールドマン視野計による動的視野(b)

spot を認め，網膜動脈には白色の栓子が認められた．視野検査を行うと耳側に残存する視野が検出された(図 11-b)．

解　説：網膜中心動脈閉塞症は発症時から高度の視力障害をきたし，回復が困難なことが多い．しかし視野検査により残存視機能やその回復の程度を知ることができる．

症例提示③：急性帯状潜在性網膜外層症
(acute zonal occult outer retinopathy：
AZOOR)とその類縁疾患

1．AZOOR とは

AZOOR は 1993 年に Gass により最初に報告された症候群で，若年〜中年の男女に突然発症する

片眼性の視野異常を主徴とし，初期には眼底は正常(occult)である．その本態は網膜局所の急性の視細胞障害だが，その原因は不明で確立された治療方法はない．臨床的には球後視神経炎との鑑別が問題となり，診断には ERG や OCT の異常所見が必要である．ただし錐体障害を主体とする AZOOR は OCT 所見に乏しいので ERG 異常が唯一の診断根拠となる．

AZOOR は初期には片眼性だが経過中に僚眼にも発症することがある．そして進行期には網膜変性となることがある．

AZOOR には類縁疾患があり，総称して AZOOR complex と呼ぶ．AZOOR complex には，多発消失性白点症候群(multiple evanescent

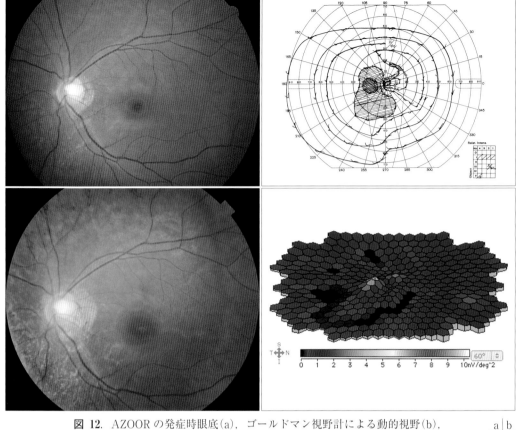

図 12. AZOOR の発症時眼底(a)，ゴールドマン視野計による動的視野(b)，
多局所 ERG(d)，そして発症 3 年後の眼底(c)

a	b
c	d

white dot syndrome：MEWDS)，点状脈絡膜内層症(punctate inner choroidopathy：PIC)，多巣性脈絡膜炎(multifocal choroiditis：MFC)，犬・猫回虫症(トキソカラ症)，トキソプラズマ症，推定眼ヒストプラズマ症候群，梅毒性ぶどう膜炎，急性環状網膜外層症(acute annular outer retinopathy：AAOR)等が含まれ，いずれも検眼鏡的な眼底病変よりも広い範囲の視野障害を呈することが特徴である．

2．典型的な AZOOR(図 12)

症　例：生来健康な 28 歳，女性．ある日突然，左視野の左側に雲がかかったようになり，次第に暗くなって視野欠損となった．視野欠損部はキラキラと光っていた．初診時の左眼の視力は 0.2(1.0×S−1.75 D＝C−1.0 D Ax180°)，眼底は両眼とも正常であった．視野検査を行うとマリオット盲点が拡大した形の暗点を認め，多局所 ERG では応答密度の低下を認めた(図 12-d)．頭部・視

神経 MRI に異常はなかった．経過を追うと，左眼底は色素沈着を伴う網膜変性となった(図 12-c)．

解　説：AZOOR の視野異常はマリオット盲点の拡大の形をとることが多いが，中心暗点や求心性視野狭窄等，あらゆる形の視野異常をとりうる．本症例は経過中に網膜変性に陥り，視野障害は進行した．

3．多発消失性白点症候群(MEWDS)(図 13)

症　例：32 歳，女性．ある朝起きると右視野に「ライトグレーの大小の塊が散在している」ことに気がついた．ライトグレーの塊は数日で互いに癒合して，視野の中央部は見えなくなった．視力は，右 0.04(0.2×S−2.5 D)，左 0.1(1.5×S−2.0 D＝C−0.5 D Ax15°)．右眼底には淡い白斑が散在し，視野検査ではマリオット盲点から中央部にかけて暗点を認めた(図 13-b)．フルオレセイン蛍光造影検査では眼底後極部に多数の過蛍光斑が観察され，インドシアニングリーン蛍光造影検査で

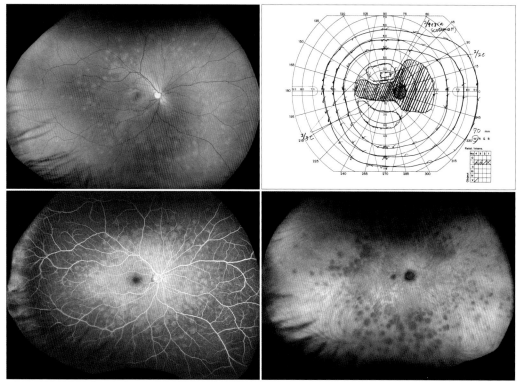

$\dfrac{a\ |\ b}{c\ |\ d}$

図 13. 多発消失性白点症候群(multiple evanescent white dot syndrome：
MEWDS)の広角眼底写真(a)，ゴールドマン視野計による動的視野
(b)，フルオレセイン蛍光眼底造影検査(fluorescein fundus angiogra-
phy：FA)(c)，インドシアニングリーン蛍光眼底造影検査(indocya-
nine green fundus angiography：IA)(d)の結果
FA は造影開始後 41 秒後，IA は造影開始 30 分後の画像

は超後期に眼底後極部に多数の低蛍光斑が観察さ
れた(図 13-c，d).

解 説：MEWDS は網膜色素上皮症の一種で，
病因は不明である．20〜40 歳代の女性の片眼に好
発し，急性期には眼底に1/2〜1乳頭径の淡い白斑
が散在する．マリオット盲点の拡大や中心暗点等
の視野障害を呈して，視力が低下することが多
い．MEWDS は自然治癒傾向があり，眼底の白斑
は数週以内に消失して視力は回復するが，視野障
害の回復には数か月以上かかることがある．

4．多巣性脈絡膜炎(MFC)(図 14)

症 例：36 歳，女性．X 年 2 月頃から右眼が見
づらい感じがあった．3 月に入り右視野がキラキ
ラと光る感じがあり，視力がさらに低下した．初
診時の視力は，右 0.06(0.7×S−4.5 D)，左 0.08
(1.2×S−4.5 D＝C−0.5 D Ax180°)，右眼底に
は黄斑付近に1/5乳頭径程度の白色の滲出斑が散

在していた．右視野のマリオット盲点は拡大し，
多局所 ERG では暗点部の応答密度が低下してい
た(図 14-d)．無投薬で経過をみたところ，視力と
視野障害は改善し，眼底の白斑は瘢痕化した(図
14-c)．

解 説：MFC は網脈絡膜に生じる複数の滲出
斑を特徴とする疾患で，その原因は不明である．
滲出斑は瘢痕形成を残して治癒するが，網膜下線
維増殖や汎ぶどう膜炎を伴うことがある．また，
視野障害を呈することがあり，AZOOR complex
の範疇に入れられる．本症例の視野障害は滲出斑
の瘢痕化とともに改善した．

5．トキソカラ症による AZOOR(図 15)

症 例：33 歳，女性．X 年 5 月頃から右眼の視
力低下に気がついた．視力はいったん改善した
が，12 月に再び低下した．そのときの視力は，右
0.04(0.2×S−5.5 D＝C−0.5 D Ax170°)，左

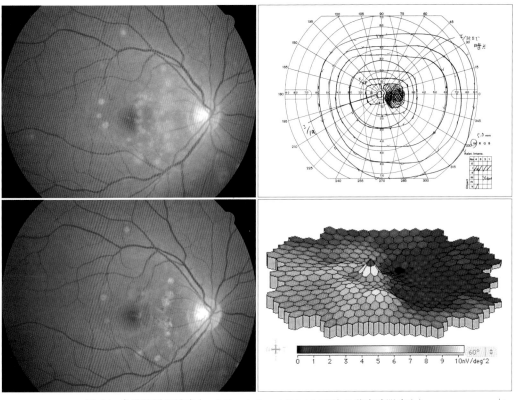

図 **14**. 多巣性脈絡膜炎(multifocal choroiditis：MFC)の発症時眼底(a)，
　　　　ゴールドマン視野計による動的視野(b)，多局所 ERG(d)，そして
　　　　発症 6 か月後の眼底(c)

a|b
c|d

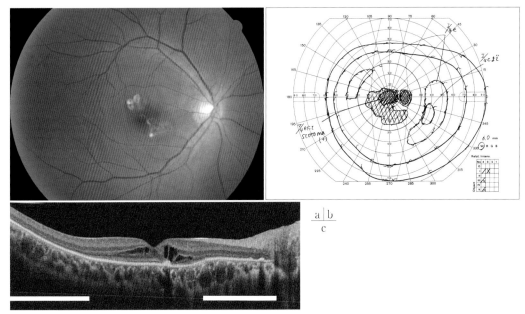

図 **15**. トキソカラ症の発症 5 年後の眼底(a)，ゴールドマン視野計による
　　　　動的視野(b)，OCT(c)

a|b
c

0.06(1.5×S−4.75 D). 右眼底の黄斑部に1/2乳頭径の滲出斑を数個認めた. 滲出斑は次第に瘢痕化し, 5年後には右眼の視力は0.04に低下した. 視野は広い範囲で感度が顕著に低下していた(図15-b). OCTでは網膜外層の著しい萎縮を認めた(図15-c:白線部). 血液検査ではトキソカラ抗体価の上昇を認めた.

解　説:トキソカラ症やトキソプラズマ症は寄生虫症の1つで, イヌやネコの糞便やそれに汚染された土壌や水, あるいは牛や鶏のレバー等に含まれるイヌ回虫, ネコ回虫の幼虫包蔵卵や幼虫, トキソプラズマのオーシストの経口摂取により発症し, 眼科領域では脈絡網膜炎を引き起こすことがある. 病巣に比較して広い範囲の視野障害を示すことがあるので, AZOOR complex に含まれる. 視野障害の部位ではERGが低下してOCTで網膜外層の萎縮を示す.

おわりに

網膜疾患の視野検査に最も適したゴールドマン視野計は, スイスの Haag-Streit 社のものが2007年に製造中止となった. それに代わる視野検査として, オクトパス900に自動動的視野が搭載された.

視野検査は時間がかかり, 検者のみならず患者にも忍耐と習熟が必要である. どんな患者でもきわめて短時間に正確な結果が得られる視野検査を開発する必要がある.

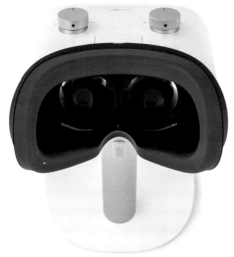
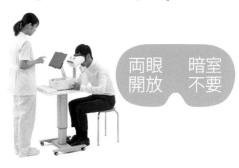

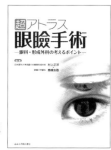
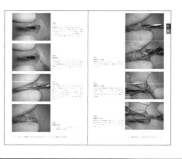

MB OCULI. No. 110：61−68, 2022

特集／どう診る？ 視野異常

心因性視覚障害，詐病と視野

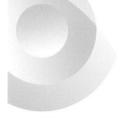

杉野日彦*1　松本長太*2

Key Words： 心因性視野障害(psychogenic visual disturbances)，機能性視覚障害(functional visual loss)，らせん状視野(spiral field)，求心性視野狭窄(concentric contraction)，cloverleaf pattern，詐病(malingering)

Abstract： 心因性視覚障害は，視力障害や視野障害を伴うもその症状を説明できる器質的疾患がない病態で，小児に好発する点，問診での心因エピソードの探索，除外診断が必要な点等，他の眼器質的疾患とは異なった方向性の診断・診療を行う必要がある．視野検査では，らせん状視野，管状視野，求心性視野障害，cloverleaf pattern，花冠状視野，水玉様欠損等の特徴的な所見を示し，詐病との鑑別も重要となる．治療には環境因子の排除や心理的治療のほか，精神疾患を専門とする医師との連携も考慮する必要がある．

はじめに

　心因性視覚障害は日常臨床においてしばしば遭遇しうる疾患の1つであるが，その病態は未解明である部分が多い．また，その診療には眼科だけにとどまらず，精神科や神経内科領域の知識や連携が必要となる疾患でもある．さらに同じく自覚的所見と他覚的所見の乖離を示す詐病との鑑別も重要となる．本稿では，特に心因性視覚障害の特徴的な視野障害を中心にその鑑別法について述べていきたい．

定　義

　心因性視覚障害は古くはヒステリー盲やヒステリー弱視，現在では機能性視覚障害(functional visual loss)，非器質性視覚障害(non-organic visual loss)とも呼ばれ，視力・視野障害を呈しながらも，その症状を説明しうる器質的疾患を認め

ない状態を指す．日常臨床においてしばしば遭遇する疾患であるが，その症状が多彩であるほか，積極的診断基準が存在せず，除外診断が主となる点が他の眼科疾患と大きく異なる．確認できる最初期の記載は1868年のCharcotによるもので[1]，古くから認識されてきた疾患である．しかし一方において，未だに定義や名称そのものが時代とともに議論され，変遷し続けている疾患でもある．

疫　学

　報告により差異はあるが，眼科外来患者のうち小児の1.75％[2]，成人の5.25％[3]が心因性視覚障害といわれている．しかし，検査機器の発達や環境の変化によりこれらの数値が大きく変化している可能性は否定できない．患者は男性に比して女性，また小児では8〜15歳に好発する[3]．片眼発症に比べて両眼発症が80％と多い[4]．心因が比較的容易に判明し，なおかつ本人が視覚異常を訴えて来院する転換型，患者の半数に自覚症状がなく，学校検診等で視力不良を指摘されて来院する非転換型に分類されることもあり，この場合は後

*1 Akihiko SUGINO, 〒589-8511　大阪狭山市大野東377-2　近畿大学医学部眼科学教室
*2 Chota MATSUMOTO, 同, 教授

者が約 90％と多い[5].

病　態

　生活上のストレス，眼を含む頭頸部の外傷や手術が誘引になり視力障害や視野障害を引き起こすとされているが明確な病態は解明されていない．小児の場合は環境への適応能力が未熟であるため，直面した問題に熟考に基づく統合された行動で対処できずに低次の身体解離症状を呈しやすいのではないかとの説も唱えられている[6].　30％以上の心因性視覚障害患者に不安障害やうつ病といった精神科疾患が併発しているといわれており[7]，また身体の苦痛との関連を指摘する報告[8]や特発性頭蓋内圧亢進症といった明確な器質的疾患に高率に併発していたという報告もある[9].

診　断

　診断は患者の観察と問診，自覚的検査所見，他覚的検査所見から総合的に判断する．まず患者の主訴とその挙動が，症状に対して誇張されたものではないかを来院時点からの動作や検査，医師やスタッフとのやり取りのなかから汲み取っていく．患者に付き添って来院した家族や友人とのやり取りも観察の対象になる[8].　問診では，発症時期や，契機となりそうなストレス，原因となりそうな外傷，器質的疾患の有無を患者本人また家族から多角的に聴取していく．明確なエピソードは診断や治療方針決定の助けになるが，前述の通り必ずしもそういった契機が存在するとは限らない．また患者が小児であり，親子関係に原因がある場合は，個別に問診した際に返答内容が変化することもあり注意が必要である[5].

　検査では，まずは症状を説明できる器質的疾患の除外が第一となる．自覚検査である視力検査，のちに詳しく述べる視野検査，立体視・両眼視検査と並行して他覚検査である対光反射，眼圧，細隙灯検査所見，眼底検査，電気生理学的検査，光干渉断層検査，必要に応じて CT，MRI 等の画像検査を施行しその整合性を確認する．自覚的検査

でも視力検査における中和法やトリック法，特徴的な視野所見，他覚的所見との矛盾点から積極的な診断材料とすることも可能である[10].

鑑別疾患

　鑑別疾患としては，オカルト黄斑ジストロフィ（三宅病）やレーベル遺伝性視神経症を含めた特に日常的な診察で初期の他覚的異常所見を捉えにくい疾患が鑑別に挙がる．一度心因性視覚障害と診断された症例の誤診率は 2〜3％ともいわれ[8]，また現時点で検出不可能な疾患が隠れている可能性についても，常に留意すべきである[11].　さらに，他覚的検査で異常所見が出にくいことから詐病に関しても鑑別が重要である．最も大きなポイントは心因性視覚障害では本当にその症状が存在することで，患者自身も不安を感じていることが多い点に対し，詐病患者は実際には症状が存在せず，何らかの利益を目的としている点である．検査所見上は明確に区別することが困難であることから，患者に何らかの疾病利得が存在しないか，診療に対して非協力的ではないか，症状やその契機となるエピソード，診察中の振る舞い等に誇張がないかといった点から判断し，診断書を求められた場合には，視力障害，視野障害の程度と診断結果が一致しないことを記載することが重要である[12].

心因性視覚障害の視野検査所見

　次に心因性視覚障害に特徴的な視野所見について述べる．

1．平面視野計を用いた視野所見
1）管状視野
　通常の平面視野計所見では，測定時の検査距離を離すと，患者と視野計の距離に応じて視野が広がっていくが，心因性視覚障害の場合，距離にかかわらず広がらない円柱状の視野所見である管状視野を呈することが知られている[13]（図 1).

2．ゴールドマン視野計による動的視野所見
1）らせん状視野，星状視野
　ゴールドマン視野計では経線に沿って視標を時

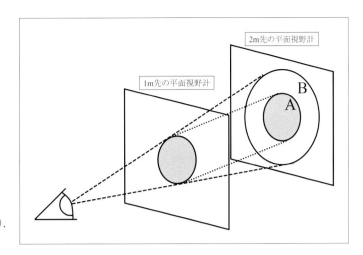

図 1.
視野が管状に固定される管状視野所見（A）.
通常の視野所見は距離に比例して広がる（B）.

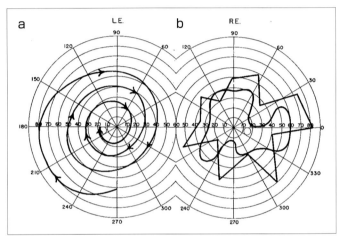

図 2.
　a：らせん状視野
　b：星状視野
　（文献 13 より引用）

計回り，もしくは反時計回りで呈示した際に，視野が徐々に固視点方向に向かって縮小していく，らせん状視野を呈することがある．また，固視点から周辺部に向かって，検査中に患者を励ますことで[13]，拡大性らせん状視野を得られるという報告もある[14]．視標を 0→180°，45→135° というように動かした場合は，イソプターが交差し不規則になることで星状視野を呈する[15]（図 2）．これらは，検査中に患者が急速に疲労すること[14]，周辺視野に対する抑制[16]の経時的変化により視標に対しての反応が低下することが原因と考えられている．

2）求心性視野狭窄

　求心性視野狭窄は，平面視野計における管状視野に相当する．これらには，周辺視野に対する抑制[16]の関与が疑われている．また，視認できる最小の視標から呈示を始めることで正常な視野を得ることができたという報告もある[17]（図 3）．

3）その他

a）片眼視野検査と両眼視野検査間の矛盾

　片眼発症の場合，両眼開放下での視野測定を行った際に，患側の視野欠損を呈する症例があることが知られている[18]．

b）半盲，1/4 盲

　半盲や 1/4 盲を呈する症例も存在し[5]，その所見は多彩である．

c）色視野

　通常は白→青→赤→緑の順で狭くなる色視野が，後に検査する色ほど狭くなる色視野倒錯現象も報告されており，疲労現象によるものとみなされている[15]．

3．静的視野計所見

1）Cloverleaf pattern

　ハンフリー視野計（Carl Zeiss Meditec Dublin, CA）では cloverleaf pattern が検出される場合がある．これは，ハンフリー視野計の検査プログラ

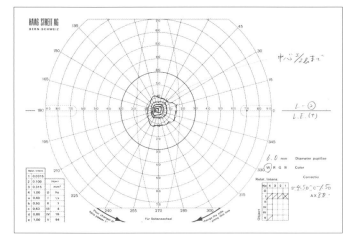

図 3. 自験例．9歳，女性．求心性視野狭窄

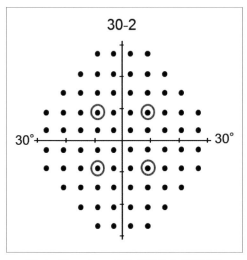

図 4. Humphrey 静的視野計の初期測定
　　ポイント(赤丸)

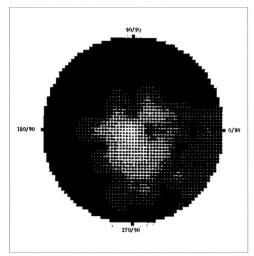

図 5. 右眼花冠状視野
（文献 20 より引用）

ムによるもので，固視点から水平方向・垂直方向にそれぞれ9°の4点の位置で最初に測定が行われる(図4)ため，その間は患者が応答を示すが，その後急速に反応を低下させることでその他の視野が大きく欠損するものであり，らせん状視野と同様の機序による[19]．他の自動視野計でも同様のアルゴリズムを採用している場合は同様の所見を呈するものと思われる．

　2）花冠状視野

　Octopus 視野計(Haag-Streit diagnostics, Switzerland)で確認された視野欠損パターンで，視野境界部の感度が不安定になることで，グレースケールに花のような所見が現れる(図5)[20]．Cloverleaf pattern と同様，被験者の応答基準が時間的・空間的に一定しないことで生じ，視標をラン

ダムに表示する閾値測定アルゴリズムによるものと思われる．

　3）水玉様欠損(暗転散在型)

　ハンフリー視野計の全視野 120 点スクリーニングテストで呈する所見で，視野全体に暗転が散在する所見である[21]．この所見も，患者の不安定な応答性から生じるものと考えられている(図6)．

　4）両眼開放ランダム視野検査による左右視野
　　の類似性

　ヘッドマウント型視野計 imo®(CREWT Medical Systems, Inc., Tokyo, Japan)では，両眼開放下で左右独立した光学系にランダムに視標呈示を行う両眼開放ランダム視野検査にて，「左右どちらの眼が検査されているか」を患者に自覚させない環境を作ることができる．それにより，片眼遮

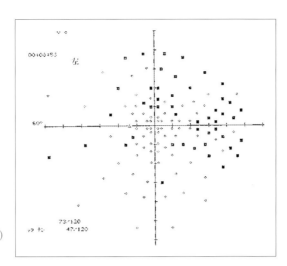

図 6.
左眼水玉様欠損
(文献 21 より引用)

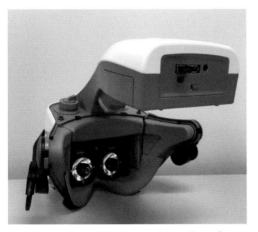

▲図 7. ヘッドマウント型視野計 imo®

図 8. ▶
上段は片眼遮蔽での Humphrey 視野計による結果，下段が同症例の imo® の両眼開放ランダム視野検査による結果である．上段では右眼視野に cloverleaf pattern がみられ，下段では視野欠損所見が消失している．

(文献 23 より引用)

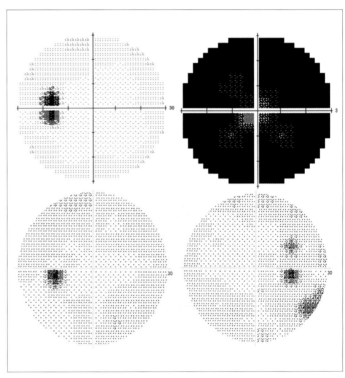

蔽下の視野検査所見と比較した際に，その検査所見に明らかな矛盾が生じる場合がある[22][23]（図 7，8）．自験例での両眼開放ランダム視野検査では，通常の片眼測定に比べ総じて両眼の視野検査結果が類似したものになり，視野障害所見が軽度になる症例と，両眼に視野障害所見が現れる症例に分かれる傾向にあった（図 9）．

4．注意点

らせん状視野，星状視野，cloverleaf pattern や

それに類する視野検査結果は，その機序から易疲労性の強い患者でも同様の所見を呈することや，らせん状視野を呈したレーベル遺伝性視神経症の症例も報告されているため，これらの視野パターンが検出された場合に，安易に心因性視覚障害の診断をつけることができない点には留意する必要がある[24]．

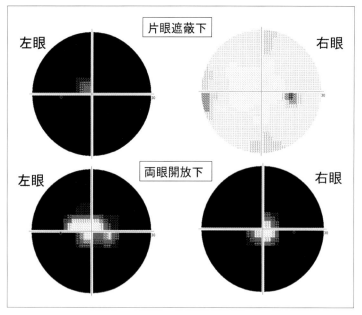

図 9.
自験例．15 歳，男性
上段が imo® による片眼遮蔽下での検査
所見，下段が両眼開放ランダム視野検査
所見である．片眼遮蔽下では片眼性の求
心性視野狭窄だが，両眼開放ランダム視
野検査では両眼に求心性視野狭窄所見を
呈した．

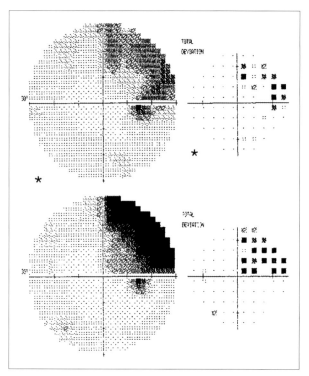

図 10.
上段は下垂体腫瘍患者の右視野，下段がそれを模し
て健常者によって再現された視野検査結果である．
（文献 26 より引用）

詐盲（詐病）の視野所見

　指定した視野障害を動的視野検査[15)25)]，静的視
野検査[26)]ともに意図的に再現できることが知られ
ており（図 10），視野検査の結果のみでは詐盲を判
定することは困難である．しかし，imo® の両眼開
放ランダム視野検査による片眼遮蔽下の検査所見
と両眼開放下での検査所見間の矛盾は詐盲の有力
な診断所見となりうると考える．ただし視野所見
のみで心因性視覚障害と詐病を完全に鑑別するこ
とは困難であり，基本的には患者に何らかの疾病
利得が存在するかが重要な鑑別ポイントとなる．

治療および予後

　治療方針は主に,「患者および家族を安心させること」を目的として決定される. 具体的には, 患者の症状が実際に存在していることを認め, そのうえで検査画像を提示しつつ, 症状を説明できる器質的疾患がないこと, 予後が良好であることを説明のうえで, 患者や家族との信頼関係を築きつつ環境因子を取り除くことが必要となる. 他の治療方法としては暗示療法が挙げられ, プラシーボ点眼, だっこ点眼[27]や, トリック法での視力向上を認める場合は度なし眼鏡の処方も候補となる. 治療期間は数か月から数年とまちまちであるが[7], 15歳以上の症例では経過が長くなり, 精神疾患の専門医による認知行動療法等の心理療法が必要となる場合がある[12].

文　献

1) Sir Duke-Elder S：System of ophthalmology vol. XII, Henry Kimpton, pp. 583-586, 1971.

2) Mäntyjärvi MI：The amblyopic schoolgirl syndrome. J Pediatr Ophthalmol Strabismus, **18**(6)：30-33, 1981.

3) Schlaegel TF Jr, Quilala FV：Hysterical amblyopia；statistical analysis of forty-two cases found in a survey of eight hundred unselected eye patients at a state medical center. AMA Arch Ophthalmol, **54**(6)：875-884, 1955.

4) Muñoz-Hernández AM, Santos-Bueso E, Sáenz-Francés F, et al：Nonorganic visual loss and associated psychopathology in children. Eur J Ophthalmol, **22**(2)：269-273, 2012.

5) 小口芳久：心因性視力障害. 日眼会誌, **104**：61-67, 2000.

6) 気賀沢一輝：心因性視覚障害の診断と治療. 心身医, **52**：654-660, 2012.

7) Chen CS, Lee AW, Karagiannis A, et al：Practical clinical approaches to functional visual loss. J Clin Neurosci, **14**(1)：1-7, 2007.

8) Lim SA, Siatkowski RM, Farris BK：Functional visual loss in adults and children patient characteristics, management, and outcomes. Ophthalmology, **112**(10)：1821-1828, 2005.

9) Ney JJ, Volpe NJ, Liu GT, et al：Functional visual loss in idiopathic intracranial hypertension. Ophthalmology, **116**：1808-1813 e1, 2009.

10) Dhanji S, Lawlor M：Functional visual loss. Curr Opin Neurol, **30**(2)：200-205, 2017.

11) 気賀沢一輝：心因性視覚障害. 心身医, **56**：467-472, 2016.

12) 大鹿哲郎, 園田康平, 近藤峰生ほか編：眼科学. 文光堂, pp. 680-682, 2020.

13) Harrington DO：The visual fields. 3rd ed, The C. V. Mosby, Saint Louis, pp. 365-373, 1971.

14) Hurst AF, Symns JL：Narrow and spiral fields of vision in hysteria, malingering, and neurasthenia. Br J Ophthalmol, **3**(1)：17-21, 1919.

15) 勝島晴美：心因性眼疾患の視野. 視野(眼科MOOK No.36)(大鳥利文編), 金原出版, pp. 214-221, 1989.
　　Summary　古い報告にある視野もまとまっており, 絶版書籍ではあるが今回の執筆において大変参考になった文献である.

16) Williams LJ：Information processing in near peripheral vision. J Gen Psychol, **111**(2ND Half)：201-207, 1984.

17) 須田和代, 森　由美子, 調　広子ほか：心因性視力障害の視野. 日視能訓練士会誌, **20**：151-158, 1992.

18) Keane JR：Hysterical hemianopia. The 'missing half' field defect. Arch Ophthalmol, **97**(5)：865-866, 1979.

19) Shafranov G：Essentials of Automated Perimetry. In Visual Fields.：Oxford University Press. Retrieved, 2021.

20) 黒岩真由美：心因性視野障害における応答特性. 日眼会誌, **90**：1490-1498, 1986.

21) 山出新一：心因性視覚障害の視野について. 眼臨医, **85**：1245-1251, 1991.

22) Matsumoto C, Yamao S, Nomoto H, et al：Visual Field Testing with Head-Mounted Perimeter 'imo'. PLoS One, **11**(8)：e0161974, 2016.

23) Goseki T, Ishikawa H, Shoji N：Bilateral Concurrent Eye Examination with a Head-Mounted Perimeter for Diagnosing Functional Visual Loss. Neuroophthalmology, **40**(6)：281-285, 2016.

24) 真島行彦：心因性視力障害と診断されたレーベル病の症例. 心因性視覚障害(八子恵子, 山出新一,

横山向洋ほか編）, 中山書店, pp. 198-203, 1998.

25）Thompson JC, Kosmorsky GS, Ellis BD：Field of dreamers and dreamed-up fields：functional and fake perimetry. Ophthalmology, **103**(1)：117-125, 1996.
Summary 静的視野・動的視野ともに作為的に作られた視野所見の報告が大変興味深い一報である.

26）Stewart JF：Automated perimetry and malingerers. Can the Humphrey be outwitted? Ophthalmology, **102**(1)：27-32, 1995.

27）早川真人：だっこ点眼. 心因性視覚障害（八子恵子, 山出新一, 横山向洋ほか編）, 中山書店, pp. 146-150, 1998.

MB OCULI. No. 110 : 69−77, 2022

特集／どう診る？ 視野異常

視野と QOL

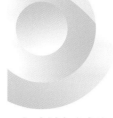

OCULISTA

鈴村弘隆*

Key Words : quality of life：QOL，視野(visual field)，自動視野計(automated perimeter)，有効視野(useful visual field)，視線移動(glance movement)，両眼開放視野(binocular visual field)

Abstract：ヒトは動きのなかで，視線を移動させて視野を活用し周囲の情報を取得して行動しており，移動速度と視線移動が QOL にかかわる必要視野の広さと視野の効率的使用に関係してくる.

　視野の部位別役割から視線移動には中心視野のみならず周辺視野も関与しており，視線移動をゆっくり行って，屋内での自立が可能となるには，中心 5〜10° の視野，殊に下方視野が必要と思われる. 屋外では，円滑な歩行のためにも感度の良い中心 15° 以上の視野と耳側周辺視野が必要になる. 車両運転時には少なくとも対象への視線誘導ができる視野の広さと，対象を識別できる質を有する中心 20° 以上の視野が必要と思われる.

　このような活動時の視野を知るには，左右眼の視野を重ね合わせて両眼視野を表示する best location 法や binocular summation 法による中心視野の評価と両眼開放エスターマン・テストによる周辺視野の評価を行って両眼開放での視野の状態を知ることが必要である.

視野と QOL

　Quality of life(QOL)は「自分自身の人生の状況に対する認識」と WHO により定義され，これは人生の幸福感や満足度と言い換えることもできる. しかし，QOL を評価する判断基準としては曖昧である. そこで，満足度を「不自由を感じない程度」と考えれば，QOL に必要な視野を判断する基準がどの程度のものか考えやすい.

　では，日常生活のなかで不自由を感じない，すなわち必要視野とはどの程度のものであろうか. WHO による low vision(LV)の基準[1]は中心視野 20° 以下だが，Peters らは，early manifest glaucoma trial の研究から緑内障での LV の回避条件

を，視野の良いほうの眼の平均偏差(mean deviation：MD)が −18 dB 以上または visual field index (VFI)が 50% 以上(図1)としている[2]. さらに，緑内障では standard automated perimetry(SAP)での中心 4 点に 1 点でも 0 dB があれば後期として扱われる[3]ことからも中心 10° 内の重要性がうかがわれる.

視野の活用にかかわる要因

　ヒトの活動時の必要視野を考えるうえで，視野のどの部位がどのような機能を担うのかを知っておくことが大切である. その役割と部位は，高度な視機能を担う弁別視野，眼球運動だけで対象をみつけ出すことができる有効視野，頭部の運動により対象を注視させうる安定注視野，ヒトの空間座標感覚に影響を与える誘導視野，対象への注視動作を誘発させる補助視野と，大きく 5 つに分け

* Hirotaka SUZUMURA，〒164-0012　東京都中野区本町 4-48-17　新中野駅上プラザ 904　すずむら眼科，院長

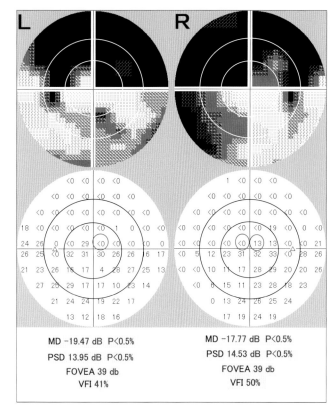

図 1.

Low vision との境界の視野（中心 30°）

MD の良いほうの眼の MD が −17.77 dB，VFI 50%．中心 4 点にも 15 dB 以下の点がみられるが，両眼とも下半視野が保たれているので，この方は不自由をあまり訴えられていない．

MD：mean deviation，VFI：visual field index

MD −19.47 dB P<0.5%
PSD 13.95 dB P<0.5%
FOVEA 39 db
VFI 41%

MD −17.77 dB P<0.5%
PSD 14.53 dB P<0.5%
FOVEA 39 db
VFI 50%

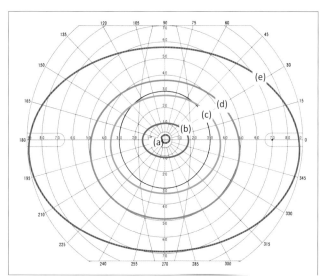

図 2.

両眼視野での部位別役割

視野の各部位によって，（a）弁別視野：高密度情報処理（5°以内），（b）有効視野：高性能情報処理（20〜30°），（c）安定注視野：有効視野＋頭部運動での情報受容（水平 60〜90°／垂直 45〜70°），（d）誘導視野：空間座標感覚に影響（水平 30〜100°／垂直 20〜85°），（e）補助視野：注視動作を誘発（最周辺部）のように情報処理の特性が異なる．

られる[4]（図 2）．このなかで，有効視野については各種条件によって広さが変化することもよく知られている．

　ヒトが対象を認識するには，これら視野の部位別機能を使って，まず対象をみつけて，対象へ視線を移動し，注視して対象を認識している．つまり，自らの動きのなかで，視線の移動を利用して周囲の情報を取得して行動しており，移動速度と視線移動が QOL にかかわる視野の効率的使用に関係してくる．

1．速　度

　1 秒間に移動する距離は，歩行時で約 1 m，時速 40 km の車両なら 11 m となる．この速度の違いにより，歩行時と車両運転時での必要視野の質と広さも異なることが推察される．殊に車両運転時では速度の影響が大きく，高速度になるほど視

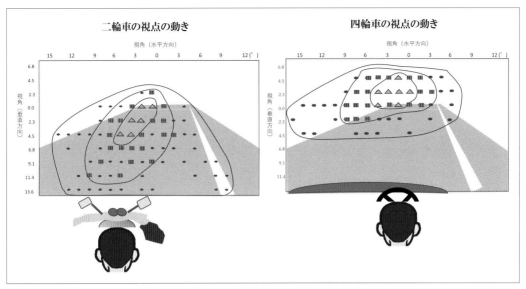

図 3. 二輪車，四輪車の注視点の頻度
制限速度内での走行中，二輪車の注視点は地平線より手前に広く分布し，四輪車の
注視点は地平線付近を水平方向に広く分布している．注視時間が 4 秒以上の注視点
を中心に，1 秒以上の注視点の分布をみると，二輪車は垂直方向に，四輪車は水平方
向に長い注視点が分布することがわかる．
注視時間：青●＜1.0 秒，1.0 秒≦赤■＜4.0 秒，4.0 秒≦緑▲

（文献 13，図 3，4 より改変転載）

野は狭くなる[5]．また，歩行時，実空間あるいは
シミュレーション空間内で，参加者が移動するこ
とで知覚された運動速度の上昇に伴う有効視野の
狭窄も報告されている[6]．また，視野内に含まれ
る関連情報の量が多い場合も有効視野は狭くな
る[7]．

2．視線移動

健常者は，歩行時におおよそ 10〜20 m 先を見
ており，距離別の平均注視率も，10 m 以内がおよ
そ 50〜60％で，概ね 10 m 未満の範囲で注視点を
移動させ周囲の情報を収集している．このなか
で，歩行経路の情報がない場合には注視距離は 10
m 以上の比率が多くなる．一方，歩行経路の情報
がわかっている場合は注視の 6 割以上が 10 m 以
内になる．これらは，不案内な地での方向確認等
で広い視野が必要であることを想像させる[8]．

車両の運転では，数秒後に到達する位置を見な
がら，その位置で予測される状況に対応するよう
なハンドル操作を行っている．すなわち，数秒後
に到達する位置で多くの情報を得るためには，あ
る程度の広さの視野を必要とする．このために，
車両の運転中は，色々なところへ視線を移動させ

ており，注視時間は歩行時と比べ短く，素早い視
線移動を繰り返している[9)10]．特に，曲線区間等の
複雑な状況や混雑した道路での運転ほど，視線移
動が多くなり，個別の注視時間は短くなる．これ
らのことは，事故反復者が優良運転者に比べ，視
線の動きに無駄が多く，事故反復運転者のほうが
視対象を発見するまでの時間が長い[11]ことも事故
の一因であることを伺わせる．さらに，視野障害
者での driving simulator（DS）の実験からも，視
野の平均感度が悪くなるにつれ視対象の発見時間
が長くなる傾向にあることが示されており[12]，運
転中の視線の動きが安全運転上大切であることを
示唆させる．

さらに，車両の違いによる注視行動の違いも運
転中の視野を評価するうえで考慮する必要があ
る．二輪車は路面情報を多く必要とするため，視
線の動きは縦方向の動きが主で，四輪車に比べ左
右方向の動きが少なく，路面を中心とした視線移
動により視野が構成され，四輪車のように遠方の
情報を得ていないといわれている[13]（図 3）．また，
速度の上昇に伴う視野の変化は，四輪車運転時と
比べ二輪車運転時のほうが相対的に狭くなり，前

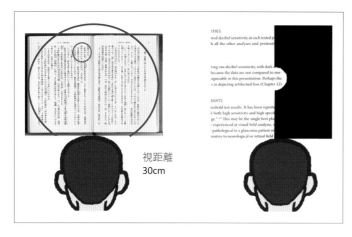

図 4.

読書時の視野

30 cm の視距離で，中心 3°の弁別視野には文庫本でおよそ 10 文字×6 行ほどの範囲が見え，本全体はおよそ中心 15°の有効視野内に入っている．欧文等の横書きでは，同名半盲の場合中心 2°以内の黄斑回避の有無が読み取り速度に影響する．

述の視線移動の傾向とも一致し，注視時間の延長と併せ，四輪車に比べ二輪車の運転中の情報処理量は少なくなる[14]．

日常生活と必要視野

日常生活の場面には，大別して屋内行動，屋外行動，車両運転の 3 つの場面が考えられる．屋内では，食事，整容，家事，読書や書字，スマートフォンやテレビ視聴等，屋外では，散歩や買い物，混雑した道路の歩行，病院等への通院，駅等の階段の昇降や公共交通機関の乗降等，そして，自転車やバイク，自動車等の車両運転が考えられる．これら活動場面での必要視野を速度と視線移動を考慮して考えてみたい．

1．屋内での必要視野

視野の部位別役割と広さから考えると自宅内であれば，周囲の状況が把握できているため，視野はあまり広くなくても各行動に対応できると思われる．しかし，食事，屋内移動，清掃等の日常行動を考えれば，両眼の下半視野欠損や良いほうの眼の中心暗点は，ヒトの行動力を低下させるため，中心視野とともに下方視野の必要性がやや高い．テレビ視聴では，中心 10°の視野があれば 3 m 離れた 40 インチの画面全体を見ることができる．また，同名半盲では欧文の著明な読書速度の低下がみられ，2°以内の黄斑回避の有無が読み取り速度に関連し[15]，効率的に読書を行うためには一度に 6 文字程度の処理が可能な有効視野が必要であるとされている[16]．このためには，少なくとも中心 5°の視野が必要と思われる（図 4）．このよ

うに，中心視野は屋内での自立のための必要視野であり，眼球運動をゆっくり行って視線を移動するためには，中心 5～10°の視野，殊に下方視野が必要と思われる．

2．屋外での必要視野

屋外では，自身のこと以外に知人の顔認証や標識・看板等の対象の識別や周囲の状況も把握する必要がある．このような視点の移動を前提とした動的な空間知覚では，周辺視野が大きな役割を果たしている．このことは，網膜色素変性症でも，周辺視野欠損と視覚関連 QOL の間に明確な関連が示されており[17]，外出時の周辺視野の必要性が理解できる．特に，耳側，鼻側方向の視野を選択的に活用することで，階段の下り始め，階段下り，曲がり角での円滑な歩行が行え，常に耳側方向の視野を選択的に活用することで速やかな歩行を行っていると考えられ[18]，水平方向の視野が広いほうが歩行に有利と思われる．以上から，歩行時は概ね前方 10 m 前後を注視しているため，不案内な地等での屋外行動では少なくとも中心 15°の視野が必要で，さらに周辺視野，殊に耳側視野の存在があれば有利と思われる．

3．運転での必要視野

車両の運転では，道路環境，周辺の状況，自車の速度等によって必要とされる視野は変化するので，実際の検討はなかなか難しい．現在までの研究から事故と視野障害の関連が多く指摘されている一方で，事故率と視野障害に明確な関連を見い出せないとの報告もあり，単純に視野障害だけで事故等の交通トラブルを説明できない．しかし，

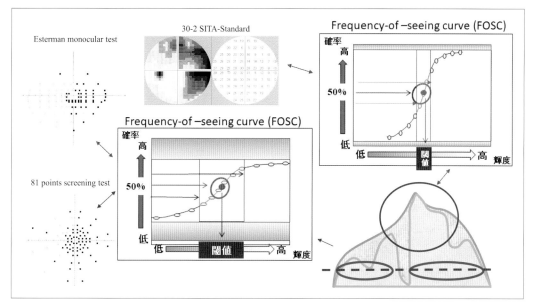

図 5. 視野の感度特性と測定法
中心視野は，視覚確率曲線（FOSC）が閾値付近で急峻になるため感度のばらつき
が小さく，静的な感度測定が適している．一方，周辺視野は，FOSC が閾値付近
で緩やかなため感度のばらつきが大きく，測定は動的または比較的高輝度視標に
よる静的スクリーニングが適している．

視野障害で運転時に危険性が高いものとして，両眼中心視野内の欠損，水平線に沿った左右の視野欠損，中心視野まで波及した同名半盲等が挙げられている．一方，中心を外れた上方や下方の視野障害等は比較的危険性が低いと考えられており，運転においても歩行時同様，垂直方向より水平方向の視野の重要度が高い[19]といえる．

また，車両運転者の視野は，前述の通り速度が上がると狭くなり，健常者でも高速度では静止時の 1/4 ほどになってしまう．また，車両運転時には，運転する車両の種類，自身の置かれている状況と周囲のさまざまな情報から車両をコントロールし，危険を回避できる視野が必要となる．そして，いくつかの報告では周辺視野が交通事故と関係することが指摘されていること，DS の実験から左右からの飛出しを回避するには中心 10〜15°までの視野が重要との報告もある[20]．しかし，我が国を含めた各国の運転免許規定や成書に記載される運転に必要な視野について，その広さの規定はあるものの，視野内部の質については言及されていない．緑内障のように周辺視野は広く保たれていても中心部に深い暗点を有するものがあり，

運転に際して危険性が高いことが指摘されている[21]．以上から，車両運転者には，少なくとも対象へ視線を誘導できる視野の広さと，対象を識別できる質を有する中心 20° 以上の視野が必要と考えられる．

視野の日常視的評価法

1．どこをどう測る？

日常での視野検査から QOL を評価するには，どのような視野検査が良いか？　ゴールドマン型視野計（Goldmann Perimeter：GP）による動的視野検査は，どこが見えているかを調べる検査で，QOL を知るのに優れた視野計である．しかし，イソプターの間の情報が少なく，検者にも一定の技量が必要となる．一方，自動視野計に代表される静的視野検査は，検者の技量にあまり左右されずに，詳細な視野感度を知ることができるが，視野全体の感度を調べるには，多数の検査点と長時間を要する．しかも，元来，自動視野計は見えないところを探し，軽度の異常を発見するための設定がされているため，QOL を評価するためにはプログラムや測定法の選択に一工夫が必要となる．し

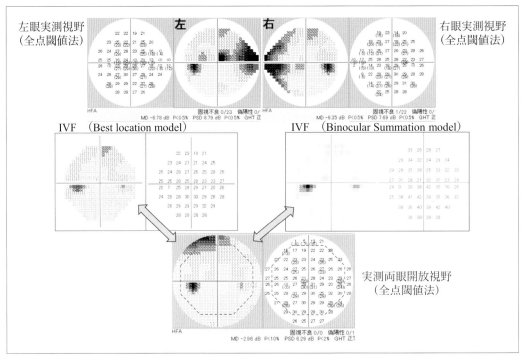

図 6. 両眼開放視野と統合視野の比較
左右の単眼視野の重ね合わせによる統合視野(IVF)では, best location 法と
binocular summation 法の両者が実際の両眼開放視野に近似するとされる[23].
実測両眼開放視野内の破線は 24-2 による IVF の領域を示す.
IVF:integrated visual field

かし, 検査の標準化の観点からは自動視野計での評価が有利といえる.

では, 自動視野計でどこをどのように測れば良いか, 視野を視覚確率曲線(frequency of seeing curve:FOSC)からみると, 中心視野は FOSC が急峻で, 閾値の変動が少なく, 精度の高い結果が得られる. 一方, 周辺部は FOSC が緩やかで, 閾値の変動が大きく, ダイナミック・レンジも小さいので, 感度の正確な評価をしづらい一面がある(図 5). このことから, 日常視の視野による QOL の評価には, 中心視野は静的測定で感度を評価し, 周辺視野は, 感度を測定するよりも, GP 等の動的測定や一定の感度が残存しているか否かをチェックできる単一輝度のスクリーニング検査法等が適している.

以上, QOL を知るためには, 日常使用している中心 30° 内の SAP により視野の概要を把握したうえで,10° 内の詳細な閾値検査と比較的高輝度の単一視標静的スクリーニングによる周辺視野の存否確認を行うのが良いと考える.

2. 視野の評価法

日常視での視野を考えるためには, 片眼での視野とともに, 両眼開放下での視野の状況を知ることが大切である[5]. 正確な両眼開放状態での視野を調べるには特殊な視野計が必要であるが, 現行の自動視野計でも周辺視野の存否は両眼開放エスターマン・テスト(Esterman binocular test:EBT)で知ることができる. しかし, 中心視野は, 単眼用プログラムしかなく, ストラテジー(測定戦略)によっては左右眼での感度設定が異なるため, 両眼開放での検査に適さないものもある. Yamazaki らは, 両眼重ね合わせ視野が quality of vision の評価と理解に有用であると述べており[22], 単眼の視野から両眼開放時の視野を推測する方法がいろいろ考えられている[23](図 6). これらのなかで, best location 法と binocular summation 法での結果が両眼開放状態の視野に近いといわれているが, それら両眼視野の評価は 20° 内で行うのが適切と思われる(図 7).

一方, 生活の総合評価と EBT の評価から, 両

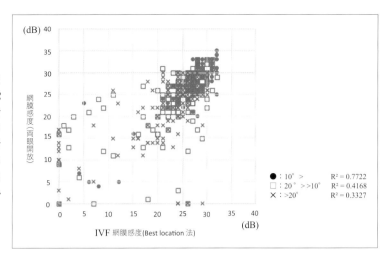

図 7.

両眼開放視野と IVF の網膜感度

8 名の緑内障自験例から 30-2 全点閾値法による両眼開放視野と，同日測定の左右 24-2 全点閾値法の結果による best location 法での IVF の網膜感度を比較したところ，中心 10°までの決定定数は 0.77，10〜20°までは 0.42 と両者の網膜感度に良好な関連がみられたが，中心 20°外の網膜感度の関連は決定定数 0.33 とやや低く，IVF の評価は中心 20°以内で行うのが良いと思われる．

IVF：integrated visual field

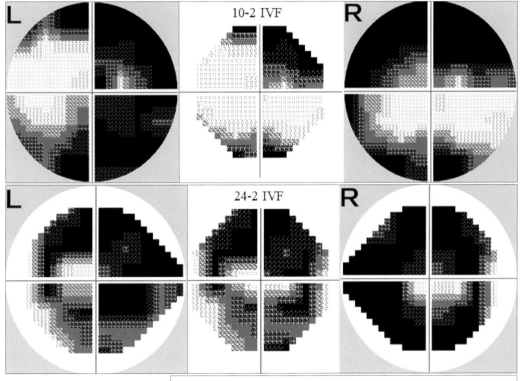

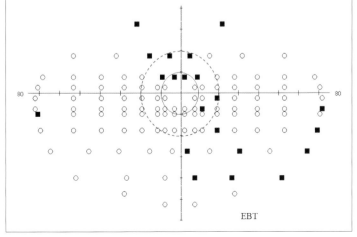

図 8.

両眼開放視野

緑内障での両眼開放視野の一例を示す．この症例は視野障害があることは自覚されているが，自宅近隣のみではあるが車の運転も行っており，この時点まで無事故とのことであった．

- a：C10-2 と 10-2IVF
- b：C24-2 と 24-2IVF
- c：両眼開放エスターマン・テスト（Esterman binocular test：EBT）．EBT 内の破線は 20°，実線は 10°の範囲を示す．

IVF：integrated visual field

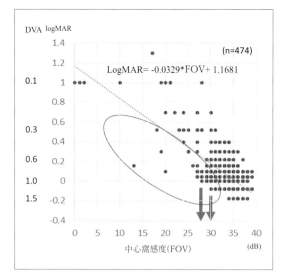

図 9. 中心窩感度と矯正視力
自験例での 10-2 SITA-S 測定時の中心窩感度と
矯正視力の関係をみると，両者に強い相関（$R^2 =$
0.5364）がみられ，視力 1.2 の最低感度は 30 dB，
視力 1.0 の最低感度は 28 dB と，文献 25 の報告と
同様だった．また，回帰直線から矯正視力 1.0 を
示す中心窩感度は 35.5 dB と推定された．
FOV：foveal sensitivity，DVA：decimal visual
acuity

眼開放視野の状態をもとに生活上の不自由さを予
測できることが示されている．さらに，屋内行動
に比べ，外出時の行動が EBT の結果とより相関
する傾向がみられたと述べられており[24]，周辺視
野の存否も QOL を評価するうえで大切な要素と
考える．

以上，QOL を支える日常視野を知るには，周辺
視野は両眼開放での単一輝度検査で概要を把握
し，中心視野は，日常臨床での左右単眼視野から
best location 法で推測した両眼開放視野で評価す
るが，その評価は中心 20° 付近までに留めるのが
適当であろう（図 8）．

3．中心窩感度と視力

視力は，書字，読書，整容等の QOL と直接関
連するが，視野との関連を知っておくことも大切
である．信頼度指標良好な 10-2 プログラムでの中
心窩感度と矯正視力はよく相関し，緑内障眼での
検討では，矯正視力 1.2 には中心窩感度 29 dB 以
上，同じく 1.0 には 25 dB 以上が必要であると報
告されている[25]．このように，中心窩感度と視力
には明らかな関連がある（図 9）．中心窩感度の低

下が視力の低下より先行することもあり，視力障
害の早期検知のためにも，中心窩感度の測定が推
奨される．

おわりに

QOL を支える視野を活用するうえで考慮すべ
き要素と，その視野の状態を知るための検査法に
ついて述べた．視野から QOL を考えるうえで，
中心視野のみならず周辺視野にも配慮したうえ
で，両眼での視野の現状を把握すること，視野を
効率的に使用するための視線移動について理解す
ることが大切であると考えられた．

文　献

1）Change the Definition of Blindness.
https://www.who.int/blindness/Change the Def
inition of Blindness
2）Peters D, Heijl A, Brenner L, et al：Visual impai-
rment and vision-related quality of life in the
Early Manifest Glaucoma Trial after 20 years of
follow-up. Acta Ophthalmol, **93**：745-752, 2015.
3）Anderson DR, Patella VM：Interpretation of a
single field. Automated Static Perimetry 2nd ed,
Mosby St Louis, pp. 121-190, 1999.
4）澤田一哉：ドーム型高臨場感立体映像提示システ
ム．映像情報メディア学会誌，**63**(12)：1731-
1734，2009.
5）鈴村弘隆：視野と QOV. MB OCULI, **11**：45-
53，2014.
6）Rogé J, Pebayle T, Lambilliotte E, et al：Influ-
ence of age, speed and duration of monotonous
driving task in traffic on the driver's useful
visual field. Vision Research, **44**：2737-2744,
2004.
7）三浦利章：視覚的注意と安全性 有効視野を中心
として．照明学会誌，**82**(3)：180-184，1998.
8）三浦金作：歩行条件の異なる歩行者の注視傾向に
ついて―街路空間における探索歩行時の注視に
関する研究 その4―日本建築学会計画系論文集，
75(656)：2407-2414，2010.
9）萩原　亨，加来照俊：運転者の注視点とその評価
に関する研究．土木計画学研究論文集，**6**：121-
128，1988.

10) 井深慎也，清水浩志郎，木村一裕：運転者の注視行動に及ぼす道路交通状況の影響．土木計画学研究講演集，**15**：570-571，1992.

11) 石田敏郎：第3回ドライバーの行動と心理．交通心理学講座．日新火災 Safety information，**102**：3-4，2017.

12) 佐藤健治，安部原也，内田信行ほか：ドライビングシミュレータを用いた緑内障による運転影響把握に関する研究．信学技報，**115**(39)：17-21，2015.

13) 長山泰久：二輪車の事故事例分析とそれに基づいた運転者教育の提言．国際交通安全学会誌 (IATSS review)，**9**：112-123，1983.

14) 有近　晋，鴻巣　努，福田忠彦：二輪自動車運転者の視覚情報処理特性に関する考察．人間工学，**31**：216-217，1995.

15) Gall C, Wagenbreth C, Sgorzaly S, et al：Parafoveal vision impairments and their influence on reading performance and self-evaluated reading abilities. Graefes Arch Clin Exp Ophthalmol，**248**(6)：863-875，2010.

16) 中野泰志，小田浩一，中野喜美子：弱視児の見えにくさを考慮した読書環境の整備について．国立特殊教育総合研究所・特別研究「心身障害児の感覚・運動機能の改善および向上に関する研究」最終報告書，pp. 45-55，1993.
　　Summary　見にくさについての理解に役立つ.

17) Sugawara T, Hagiwara A, Hiramatsu A, et al：Relationship between peripheral visual field loss and vision-related quality of life in patients with retinitis pigmentosa. Eye，**24**：535-539，2010.

18) 吉岡陽介，岡崎甚幸：廊下および階段歩行時に活用されている視野範囲．人間工学，**38**(2)：104-111，2002.

19) Lackenmyer B, Vivell PMO, Drance SM：8. Legal Questions. Perimetry and its clinical correlations. Thieme Medial Publishers, Inc. Stuttgart, Germany, pp. 282-297, 1993.

20) Udagawa S, Ohkubo S, Iwase A, et al：The effect of concentric constriction of the visual field to 10 and 15 degrees on simulated motor vehicle accidents. PLoS One，**13**(3)：e0193767, 2018.

21) 国松志保：緑内障と自動車運転．MB OCULI，**49**：37-45，2017.

22) Yamazaki Y, Sugisaki K, Araie M, et al：Relationship between Vision-Related Quality of Life and Central 10° of the Binocular Integrated Visual Field in Advanced Glaucoma. Sci Rep，**9**(1)：14990, 2019.

23) Nelson-Quigg JM, Cello K, Johnson CA：Predicting Binocular Visual Field Sensitivity from Monocular Visual Field Results. IOVS，**41**：2212-2221, 2000.
　　Summary　単眼視野から数学的手法で推定された両眼視野の評価を知るのに良い.

24) 藤田京子，安田典子，中元兼二ほか：緑内障患者における日常生活困難度と両眼開放視野．日眼会誌，**112**：447-450，2008.

25) 本間友里恵，栩野哲哉，宮本大輝ほか：広義・原発開放隅角緑内障眼の中心窩閾値と矯正視力，傍中心窩視野感度閾値の相関．あたらしい眼科，**34**(11)：1617-1621，2017.

MB OCULI. No. 110 : 78-83, 2022

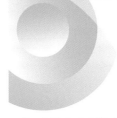

特集／どう診る？ 視野異常

視覚障害と視野

萱澤朋泰*

OCULISTA

Key Words : 視野障害(visual field loss)，自動視野計(automatic perimetry)，ゴールドマン型視野計(Goldmann perimetry)，ハンフリー視野計(Humphrey field analyzer)，エスターマンテスト(Estermann test)，障害年金

Abstract : 緑内障や網膜色素変性は，いずれも重篤な視野障害を引き起こす代表的な慢性進行性眼疾患であり，その障害は不可逆性変化であることが多く，視力が良好であっても視野障害の程度によっては，著しく quality of life が低下することが知られている．その障害の程度により，日本国内では身体障害認定基準や障害年金の認定基準の等級に該当すると，税金の免除，公共料金の割引，障害手当金や国民年金保険料免除といった公的サポートを受けることができる．本稿では，2018 年 7 月 1 日に改正された身体障害認定基準，2022 年 1 月 1 日に改正された障害年金における眼の障害基準を中心に述べる．

はじめに

視覚障害とは，視力や視野等の障害により視機能が障害され，その症状により私生活に影響が及んでいる状態である．視力障害の場合，疾患によっては治療により症状を改善させることができることも珍しくないが，視野障害に関しては，緑内障や網膜色素変性に代表されるような慢性進行性疾患の場合，視力が良好であっても重篤な視野障害が不可逆的に残存してしまい，視野障害のみでも著しく quality of life が低下することが知られている[1]．

身体障害認定基準

2018 年 4 月 27 日に「身体障害者福祉法施行規則等の一部を改正する省令」が公布され，7 月 1 日より実施されたが，視覚障害の範囲は変更せずに，視覚障害の認定基準に関して一部改正[2]となっ

た．本稿では視野障害による認定基準について述べる．

視野障害は，改正前と同様に 2〜5 級に等級が区分されている(表 1)．最も大きな変更点としては，自動視野計による判定方法が明確になったこと，中心暗点症例にも等級判定が可能となったことである．視野等級判定は，従来のゴールドマン型視野計または新たに追加された自動視野計のどちらか一方を用い，判定を行う(両者の測定結果を混在して判定することはできない)．

1．ゴールドマン型視野計を用いる場合(表 1)

周辺視野には I /4 視標，中心視野には I /2 視標を用いて評価する．中心 30°内は適宜矯正レンズを使用し，30°外は矯正レンズを装用せずに測定する．

1）周辺視野角度の総和が左右眼それぞれ 80°以下(I /4 視標)

8 方向の経線(上・内上・内・内下・下・外下・外・外上)と I /4 視標によるイソプタとの交点を視野角度とし，その合計を周辺視野角度とし(図 1-a)，

* Tomoyasu KAYAZAWA, 〒589-8511　大阪狭山市大野東 377-2　近畿大学医学部眼科学教室，助教

表 1. 視野障害の等級判定表

	ゴールドマン型視野計		自動視野計	
	Ⅰ/4 視標	Ⅰ/2 視標	両眼開放エスターマン テスト視認点数	10-2 プログラム 両眼中心視野視認点数
2 級	周辺視野角度の総和が 左右眼それぞれ 80° 以下	両眼中心視野角度 28° 以下	70 点以下	20 点以下
3 級		両眼中心視野角度 56° 以下		40 点以下
4 級				
5 級	両眼による視野が 1/2 以上欠損		100 点以下	
		両眼中心視野角度 56° 以下		40 点以下

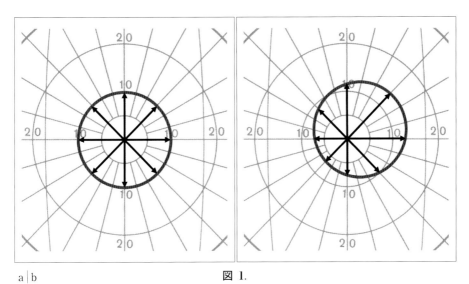

a | b

図 1.
a：8 方向の周辺視野角度の総和が 80° 以下
b：偏心し，中心 10° を超えている症例でも判定可能

左右眼それぞれの周辺視野角度が 80° 以下の場合，中心視野角度を算出する．80° 以下とすることで中心 10° 内狭窄に限定されず，偏心して中心 10° を超えている症例も判定が可能となっている（図1-b）．また，周辺視野角度の算出には，以下の基準が追加されている．

①「周辺視野角度は，Ⅰ/4 視標が視認できない部分を除いて算出する」（図 2-a）

②「周辺視野角度の総和は，Ⅰ/4 視標にて中心 10° 以内に視野が存在しない場合は 0° とする」（図 2-b）

③「Ⅰ/4 視標にて周辺にも視野が存在するが，中心部の視野と連続していない場合，中心部の視野のみで評価する」（図 2-c）

2）両眼による視野が 1/2 以上欠損（Ⅰ/4 視標）

周辺視野角度が 80° より大きいものの，Ⅰ/4 視標によるイソプタが生理的限界（正常眼の Ⅴ/4 イソプタ相当）の面積の 1/2 以上欠損している場合，5 級判定とする．判定する際は，左右眼それぞれ測定した Ⅰ/4 視標によるイソプタを重ね合わせて行う．

3）両眼中心視野角度（Ⅰ/2 視標）

8 方向の経線（上・内上・内・内下・下・外下・外・外上）とⅠ/2 視標によるイソプタとの交点を視野角度とし，その合計を中心視野角度とする．中心視野角度の算出には，さらに以下の基準が追加されている．

④「中心視野角度は，Ⅰ/2 視標が視認できない部分を除いて算出する」

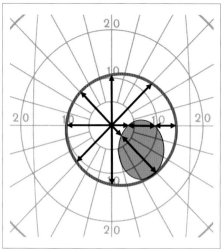

図 2.

a：傍中心暗点症例．視認できない部分を除いて算出する．周辺視野角度：11＋13＋(14-7)＋(14-12)＋12＋11＋10＋10＝76°

b：中心視野消失症例．中心 10° 以内に視野が存在しない場合は，周辺視野角度を 0° とする．

c：中心と周辺視野が分離した症例．中心視野と周辺が連続していない場合は，中心視野のみで評価する．

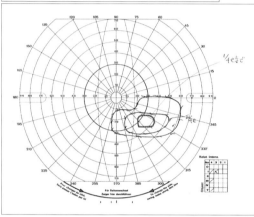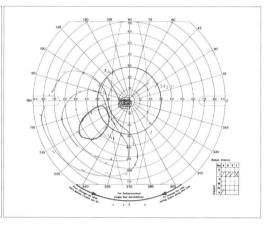

両眼中心視野角度（小数点以下は四捨五入）＝

(3×中心視野角度が大きい眼の中心視野角度＋中心視野角度が小さい眼の中心視野角度)/4

図 3．両眼中心視野角度の算出方法

⑤「中心視野角度の総和は，Ⅰ/2 視標にて中心 10° 以内に視野が存在しない場合は 0° とする」

左右眼それぞれの中心視野角度から両眼中心視野角度（図 3）を算出し，左右眼の周辺視野角度が 80° 以下で，両眼中心視野角度が 28° 以下であれば 2 級，29° 以上 56° 以下では 3 級，57° 以上は 4 級と判定する．また，周辺視野角度が 80° より大きくても，両眼中心視野角度が 56° 以下であれば 5 級と判定することなり，今まで不利であった中心暗点，傍中心暗点症例に対しても等級判定が可能となった（図 4）．

2．自動視野計を用いる場合（表 1）

周辺視野の評価には両眼開放エスターマンテス

ト（図 5-a），中心視野は 10-2 プログラム（図 5-b）を用いて評価する．測定条件は，視標サイズⅢ，背景輝度 31.4 asb で測定し，dB 値の計算は視標輝度 10,000 asb を 0 dB としたスケールで算定する．

1）両眼開放エスターマンテスト視認点数

両眼開放エスターマンテストにて 120 点測定し，視認点数（応答があった点数）を数える．

2）10-2 プログラム，両眼中心視野視認点数

左右眼それぞれの中心視野視認点数（10-2 プログラムで感度が 26 dB 以上の測定点数）から両眼中心視認点数（図 6）を算出し，両眼開放エスターマンテスト視認点数が 70 点以下かつ両眼中心視

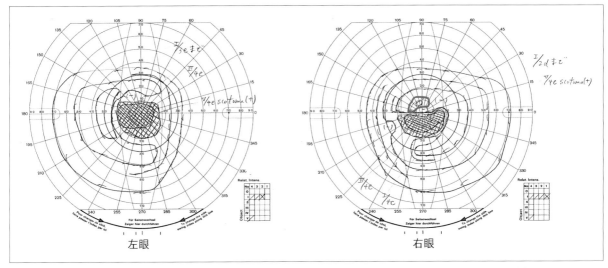

左眼　　　　　　　　　　右眼

図 4. 矯正視力は RV = (0.2)，LV = (0.04)であり，視力障害のみでは等級に該当しない中心暗点症例
　　　 I／4 視標のイソプタは左右眼ともに 80° より大きいが，右眼の中心視野角度は 24°，
　　　 左眼は 0° であり，両眼中心視野角度は 18° となるため，視野障害 5 級に認定できる．

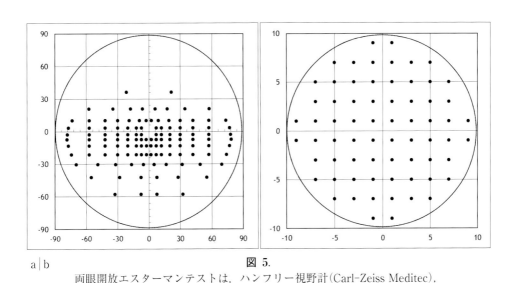

a｜b

図 5.
両眼開放エスターマンテストは，ハンフリー視野計（Carl-Zeiss Meditec），
オクトパス 900（Haag-Streit），AP-7000，7700（KOWA）に標準搭載されて
いる．

　　　 a：両眼開放エスターマンテスト（120 点）
　　　 b：10-2 プログラム（68 点）

両眼中心視野視認点数（小数点以下は四捨五入）＝
(3×中心視野視認点数が大きい眼の中心視野視認点数＋中心視野視認点数が小さい眼の中心視野視認点数)/4

図 6. 両眼中心視野視認点数の算出方法

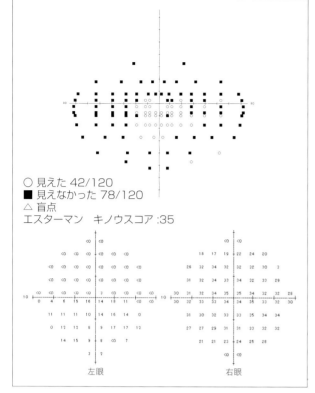

○ 見えた 42/120
■ 見えなかった 78/120
△ 盲点
エスターマン　キノウスコア：35

図 7.
両眼開放エスターマンテストの視認点数は 42 点,
右眼ハンフリー視野計の中心視野視認点数は 52
点, 左眼は 0 点であり, 両眼中心視野視認点数は
(52×3＋0)/4＝39 点となるため, 視野障害 3 級に
該当する.

野視認点数が 20 点以下であれば 2 級, 21 点以上
40 点以下では 3 級, 41 点以上で 4 級と判定する
(図 7). また, ゴールドマン型視野計による判定
と同様に, 両眼開放エスターマンテストの視認点
数が 100 点より大きくても, 両眼中心視野視認点
数が 40 点以下であれば 5 級と判定することが可能
となっている.

自動視野計で判定する際の注意点

　自動視野計に対する検査の理解度が低い症例
や, 測定結果の信頼性が著しく低い症例に対して
はゴールドマン型視野計による判定を行う. 特に
偽陰性が高い症例は測定結果が本来よりも悪くな
り, 等級が高くなるので注意する.

　また, ハンフリー視野計(背景輝度 31.4 asb, 最
高視標輝度 10,000 asb)と異なる測定条件の視野
計を用いる場合, dB 値のスケールが異なるため
dB 値を変換する必要がある. 例えばオクトパス
900(背景輝度 31.4 asb, 最高視標輝度 4,000 asb)

表 2. 改正後の障害年金「眼の障害」の認定基準

◎自動視野計に基づく認定基準

等級	障害の状態
1 級	両眼開放視認点数が 70 点以下かつ両眼中心視野視認点数が 20 点以下のもの
2 級	両眼開放視認点数が 70 点以下かつ両眼中心視野視認点数が 40 点以下のもの
3 級	両眼開放視認点数が 70 点以下のもの
障害手当金	両眼開放視認点数が 100 点以下のもの
	両眼中心視野視認点数が 40 点以下のもの

◎ゴールドマン型視野計に基づく認定基準

等級	障害の状態
1 級	両眼の 1/4 視標による周辺視野角度の和がそれぞれ 80° 以下かつ 1/2 視標による両眼中心視野角度が 28° 以下のもの
2 級	両眼の 1/4 視標による周辺視野角度の和がそれぞれ 80° 以下かつ 1/2 視標による両眼中心視野角度が 56° 以下のもの
	求心性視野狭窄または輪状暗点があるものについて, 1/2 の視標で両眼の視野がそれぞれ 5° 以内におさまるもの※
3 級	両眼の 1/4 視標による周辺視野角度の和がそれぞれ 80° 以下のもの
障害手当金	1/2 視標による両眼中心視野角度が 56° 以下のもの
	両眼による視野が 1/2 以上欠損したもの

※改正前の基準の範囲を改正後もカバーできるよう存置した基準

を用いる場合，ハンフリー視野計における 26 dB は，オクトパス 900 で 22 dB に相当するため，22 dB 以上の測定点数から両眼中心視野視認点数をする算出する必要がある．

障害年金「眼の障害」認定基準

2022 年 1 月 1 日より障害年金の審査に用いる眼の障害の障害認定基準が一部改正された．基本的には視力，視野ともに身体障害認定基準に即した改正内容になっている．異なる点として，身体障害認定基準では 2～5 級の等級に区分されていたが，障害年金の場合は 1～3 級と障害手当金に区分される（表 2）．また，ゴールドマン視野計に基づく認定基準の 2 級において，改正により等級が下がるのを防ぐために，「求心性視野狭窄または輪状暗点があるものについて，I/2 の視標で両眼の視野がそれぞれ 5° 以内におさまるもの」の基準が残されている．

文　献

1) 山岸和矢，吉川啓司，木村泰朗ほか：日本語版 VFQ-25 による高齢者正常眼圧緑内障患者の quality of life 評価．日眼会誌，**113**：964-971，2009.
2) 「視覚障害認定基準の手引き」．日眼会誌，**122**：307-316，2018.

Monthly Book

OCULISTA
オクリスタ

2018.**3**月増大号

No.

60

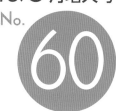

進化する
OCT活用術
―基礎から最新まで―

編集企画

辻川明孝　京都大学教授
2018年3月発行　B5判　134頁　定価5,500円（本体5,000円＋税）

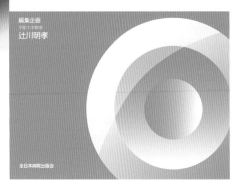

Monthly Book

OCULISTA
オクリスタ

平成30年3月15日発行(毎月1回15日発行) No.60
ISSN 2187-5855　全増刊号 MB OCULI

2018.**3**月増大号
No.
60

進化する
OCT 活用術
―基礎から最新まで―

編集企画
京都大学教授
辻川明孝

全日本病院出版会

いまや眼科診療に欠かせない存在となった OCT。
進化を続ける OCT 活用術の基礎から応用まで、
疾患ごとにエキスパートが徹底解説。
日常診療ですぐに役立つ必携の一書です！

目次

OCTの現在・未来
前眼部OCT
緑内障
網膜硝子体界面病変のOCT
糖尿病網膜症，網膜静脈閉塞症，網膜動脈閉塞症
中心性漿液性脈絡網膜症とMacTel
加齢黄斑変性などの脈絡膜新生血管
強度近視
原因不明の視力障害・視細胞外節病・AZOORなど
網膜変性疾患におけるOCTの活用
腫瘍・悪性リンパ腫
ぶどう膜炎・原田病
視神経疾患
網膜疾患に対するOCT angiography
脈絡膜血管病変のOCT angiography所見

 全日本病院出版会　〒113-0033 東京都文京区本郷 3-16-4　Tel：03-5689-5989
www.zenniti.com　Fax：03-5689-8030

FAX による注文・住所変更届け

改定：2015 年 1 月

毎度ご購読いただきましてありがとうございます.

読者の皆様方に小社の本をより確実にお届けさせていただくために，FAX でのご注文・住所変更届けを受けつけております. この機会に是非ご利用ください.

◎ご利用方法

FAX 専用注文書・住所変更届けは，そのまま切り離して FAX 用紙としてご利用ください. また，注文の場合手続き終了後，ご購入商品と郵便振替用紙を同封してお送りいたします. **代金が 5,000 円をこえる場合，代金引換便とさせて頂きます.** その他，申し込み・変更届けの方法は電話，郵便はがきも同様です.

◎代金引換について

本の代金が 5,000 円をこえる場合，代金引換とさせて頂きます. 配達員が商品をお届けした際に，現金またはクレジットカード・デビットカードにて代金を配達員にお支払い下さい(本の代金＋消費税＋送料). (※年間定期購読と同時に 5,000 円をこえるご注文を頂いた場合は代金引換とはなりません. 郵便振替用紙を同封して発送いたします. 代金後払いという形になります. 送料は定期購読を含むご注文の場合は頂きません)

◎年間定期購読のお申し込みについて

年間定期購読は，1 年分を前金で頂いておりますため，代金引換とはなりません. 郵便振替用紙を本と同封または別送いたします. 送料無料，また何月号からでもお申込み頂けます.

毎年末，次年度定期購読のご案内をお送りいたしますので，定期購読更新のお手間が非常に少なく済みます.

◎住所変更届けについて

年間購読をお申し込みされております方が，その期間中お届け先が変更します際，必ずご連絡下さいますようよろしくお願い致します.

◎取消，変更について

取消，変更につきましては，お早めに FAX，お電話でお知らせ下さい.

返品は，原則として受けつけておりませんが，返品の場合の郵送料はお客様負担とさせていただきます. その際は必ず小社へご連絡ください.

◎ご送本について

ご送本につきましては，ご注文がありましてから約 1 週間前後とみていただきたいと思います. お急ぎの方は，ご注文の際にその旨をご記入ください. 至急送らせていただきます. 2～3 日でお手元に届くように手配いたします.

◎個人情報の利用目的

お客様から収集させていただいた個人情報，ご注文情報は本サービスを提供する目的(本の発送，ご注文内容の確認，問い合わせに対しての回答等)以外には利用することはございません.

その他，ご不明な点は小社までご連絡ください.

株式会社 全日本病院出版会　〒113-0033 東京都文京区本郷 3-16-4-7F
電話 03(5689)5989　FAX03(5689)8030　郵便振替口座 00160-9-58753

FAX 専用注文書

年　　月　　日

○印	MB　OCULISTA 5周年記念書籍	定価(税込)	冊数
	すぐに役立つ眼科日常診療のポイント―私はこうしている―	10,450 円	

（本書籍は定期購読には含まれておりません）

○印	MB　OCULISTA	定価(税込)	冊数
	2022 年 __ 月〜12 月定期購読(No.___〜117：計 __ 冊)(送料弊社負担)		
	2021 年バックナンバーセット(No. 94〜105：計 12 冊)(送料弊社負担)	41,800 円	
	No. 109　放っておけない眼瞼けいれん―診断と治療のコツ―	3,300 円	
	No. 108　「超」入門 眼瞼手術アトラス―術前診察から術後管理まで― 増大号	5,500 円	
	No. 107　眼科医のための薬理学のイロハ	3,300 円	
	No. 106　角結膜疾患における小手術―基本手技と達人のコツ―	3,300 円	
	No. 105　強度近視・病的近視をどう診るか	3,300 円	
	No. 104　硝子体混濁を見逃さない！	3,300 円	
	No. 103　眼科医のための学校保健ガイド―最近の動向―	3,300 円	
	No. 102　水晶体脱臼・偏位と虹彩欠損トラブル	3,300 円	
	No. 101　超高齢者への眼科診療―傾向と対策―	3,300 円	
	No. 96　眼科診療ガイドラインの活用法 増大号	5,500 円	
	No. 84　眼科鑑別診断の勘どころ 増大号	5,500 円	
	No. 72　Brush up 眼感染症―診断と治療の温故知新― 増大号	5,500 円	
	その他号数（号数と冊数をご記入ください） No.		

○印	書籍・雑誌名	定価(税込)	冊数
	目もとの上手なエイジング	2,750 円	
	美容外科手術―合併症と対策―	22,000 円	
	ここからスタート！眼形成手術の基本手技	8,250 円	
	超アトラス 眼瞼手術―眼科・形成外科の考えるポイント―	10,780 円	
	PEPARS No. 171 眼瞼の手術アトラス―手術の流れが見える― 増大号	5,720 円	
	PEPARS No. 147 美容医療の安全管理とトラブルシューティング 増大号	5,720 円	

お名前	フリガナ 　　　　　　　　　　　　　　　　　　　　印	診療科
ご送付先	〒　　　－ □自宅　　　□お勤め先	
電話番号		□自宅　　　□お勤め先

雑誌・書籍の申し込み合計
5,000 円以上のご注文
は代金引換発送になります

―お問い合わせ先―
㈱全日本病院出版会営業部
電話 03(5689)5989

FAX 03(5689)8030

全日本病院出版会行
FAX 03-5689-8030

年　　月　　日

住所変更届け

お名前	フリガナ	
お客様番号		毎回お送りしています封筒のお名前の右上に印字されております8ケタの番号をご記入下さい。
新お届け先	〒　都道府県	
新電話番号	(　　)	
変更日付	年　月　日より	月号より
旧お届け先	〒	

※ 年間購読を注文されております雑誌・書籍名に✓を付けて下さい。

- ☐ Monthly Book Orthopaedics（月刊誌）
- ☐ Monthly Book Derma.（月刊誌）
- ☐ 整形外科最小侵襲手術ジャーナル（季刊誌）
- ☐ Monthly Book Medical Rehabilitation（月刊誌）
- ☐ Monthly Book ENTONI（月刊誌）
- ☐ PEPARS（月刊誌）
- ☐ Monthly Book OCULISTA（月刊誌）

FAX 03-5689-8030
全日本病院出版会行

Monthly Book OCULISTA
創刊 5 周年記念書籍

好評書籍

すぐに役立つ
眼科日常診療のポイント
―私はこうしている―

■編集 大橋裕一(愛媛大学学長)／村上　晶(順天堂大学眼科教授)／高橋　浩(日本医科大学眼科教授)

日常診療ですぐに使える！
診療の際にぜひそばに置いておきたい一書です！

眼科疾患の治療に留まらず、基本の検査機器の使い方から
よくある疾患、手こずる疾患などを豊富な図写真とともに
詳述！患者さんへのインフォームドコンセントの具体例を
多数掲載！

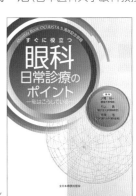

2018 年 10 月発売　オールカラー　B5 判
300 頁　定価10,450 円(本体 9,500 円＋税)
※Monthly Book OCULISTA の定期購読には含まれておりません

Contents

全日本病院出版会　〒113-0033 東京都文京区本郷 3-16-4　Tel:03-5689-5989
www.zenniti.com　Fax:03-5689-8030

Monthly Book OCULISTA バックナンバー一覧

2022.4. 現在

通常号 3,300 円(本体 3,000 円＋税)　　増大号 5,500 円(本体 5,000 円＋税)

各目次等の詳しい内容はホームページ(www.zenniti.com)をご覧ください.

========= 次号予告（6月号） ========= 掲載広告一覧 =========

基本から学ぶ！
ぶどう膜炎診療のポイント

編集企画／北海道大学診療教授　　　南場　研一

編集主幹：村上　晶　順天堂大学教授
　　　　　高橋　浩　日本医科大学教授
　　　　　堀　裕一　東邦大学教授

No. 110　編集企画：
松本長太　近畿大学教授

Monthly Book OCULISTA　No. 110

2022年5月15日発行（毎月15日発行）
定価は表紙に表示してあります．
Printed in Japan

発行者　　末　定　広　光
発行所　　株式会社　全日本病院出版会
〒113-0033 東京都文京区本郷3丁目16番4号7階
　　　　電話　(03)5689-5989　Fax　(03)5689-8030
　　　　郵便振替口座 00160-9-58753
印刷・製本　三報社印刷株式会社　　電話　(03)3637-0005
広告取扱店　㈱メディカルブレーン　電話　(03)3814-5980

© ZEN・NIHONBYOIN・SHUPPANKAI, 2022